すぐに使えるExcel・Rの
サンプルデータ付き

作業療法士のための
超実践！
シングルケース
デザイン 導入から
統計手法まで

著 丁子雄希

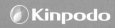

Kinpodo

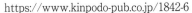

はじめに

あなたは，シングルケースデザインという研究手法をご存知だろうか？

シングルケースデザインは，一事例のような少ないサンプル数で比較対照群を設定せずに作業療法の介入効果を立証できる特徴をもつため，作業療法のエビデンス構築の一助になると期待されている．しかし，実際はシングルケースデザインを使った研究はほとんど進歩していない．

私はこれまで事例報告や事例研究に関する講演や論文執筆を行ってきたが，シングルケースデザインを導入するうえで実践的な内容が記載されている教材が少ないことを感じてきた．また，シングルケースデザインで使用する統計的手法は臨床家にとって馴染みがなく，特定の統計ソフト（統計ソフトRなど）を使用しないと解析できないことが多い．

そのため，臨床現場では統計学や研究法の勉強をしつつ，多くの書籍や論文を寄せ集め，必要な情報を取捨選択して用いる必要があった．

本書は，臨床家がシングルケースデザインを導入しやすいように，実践的な内容を厳選してまとめたものである．可能なかぎり理論的な内容や文章が多くならないように配慮して構成した．

シングルケースデザインって結局どうやってやるの？
直感的にわかりやすい，臨床ですぐ使える本はないの？？

そんなあなたにとって本書が参考になれば幸いである．

2020 年 7 月

丁子 雄希

目次

1 シングルケースデザイン概論 001

1 シングルケースデザインとは? 002
2 シングルケースデザインの種類 004
3 ベースライン期 006
4 シングルケースデザインのエビデンス 009
5 作業療法分野におけるシングルケースデザインを用いた報告 012
6 シングルケースデザインの倫理審査 013

2 効果判定 018

1 目視法による効果判定 021
■ 目視法 021
■ 水準と勾配の算出方法 023
　演習1　次のデータで最小自乗法による回帰直線のあてはめを
　　　　　やってみよう! 024
　　手順〔Excel〕最小自乗法による回帰直線のあてはめ 024
　演習2　次のデータで二項分布をやってみよう! 028
　　手順〔Excel〕二項分布 028
　　手順〔R〕二項分布 029
　　手順〔手計算〕二項分布 029
■ 標準偏差帯法 031
　演習3　次のデータで標準偏差帯法をやってみよう! 031
　　手順〔Excel〕標準偏差帯法 031
2 統計的手法を用いた効果判定 034
■ 尺度 034
■ パラメトリック検定 036
　系列依存性（自己相関） 036
　自己相関の算出方法 036
　演習4　次のデータで自己相関を算出してみよう! 036
　　手順〔手計算〕自己相関 036
　　手順〔Excel〕自己相関 038
　　手順〔R〕自己相関 038
　演習5　次のデータでLjung-Box検定をやってみよう! 040
　　手順〔R〕Ljung-Box検定 040
　正規性 041
　演習6　次のデータで正規分布をやってみよう! 041
　　手順〔Excel〕正規分布 041

　　　　手順　[R] 正規分布 ··· 044
　　　　手順　[R] Shapilo-Wilk 検定 ··· 045
　　t 検定 ··· 046
　　　演習7　次のデータで t 検定をやってみよう! ···················· 048
　　　　手順　[R] t 検定（Welch 検定） ·· 048
　　分散分析，多重比較 ··· 050
　　　演習8　次のデータで分散分析をやってみよう! ················ 051
　　　　手順　[R] 繰り返しありの分散分析 ······························· 051
　　　　手順　[R] 繰り返しなしの分散分析 ······························· 054
　　　演習9　次のデータで多重比較をやってみよう! ················ 055
　　　　手順　[R] Bonferroni 検定 ·· 055
　　　　手順　[R] Holm 検定 ··· 056
　　　演習10　次のデータで等分散性を確認してみよう! ··········· 056
　　　　手順　[R] Bartlett 検定 ·· 056
　　　　手順　[R] Levene 検定 ··· 057
　　　演習11　次のデータで球面性を確認してみよう! ··············· 058
　　　　手順　[R] 球面性の検定 ·· 058
　■ ノンパラメトリック検定 ··· 062
　　Mann-Whitney 検定，Brunner-Munzel 検定 ················· 062
　　　演習12　次のデータで Mann-Whitney 検定をやってみよう! ··· 063
　　　　手順　[R] Mann-Whitney 検定 ·· 063
　　　演習13　次のデータで Brunner-Munzel 検定をやってみよう! ···· 064
　　　　手順　[R] Brunner-Munzel 検定 ··· 064
　　　　手順　[R] 並べ替え Brunner-Munzel 検定 ··························· 065
　　並べ替え検定（Randomization 検定，Permutation 検定）··· 066
　　　演習14　次のデータで Randomization 検定をやってみよう! ··· 068
　　　　手順　[R] Randomization 検定
　　　　　　　　　　（測定時期への処理のランダム振り分けの方法）······· 068
　　　　手順　[手計算] Randomization 検定
　　　　　　　　　　（介入ポイントのランダム振り分けの方法）············· 072
　　　演習15　次のデータで Permutation 検定をやってみよう! ······ 074
　　　　手順　[R] Permutation 検定 ·· 074
　　Friedman 検定，Kruskal-Wallis 検定 ·························· 075
　　　演習16　次のデータで Friedman 検定をやってみよう! ········ 076
　　　　手順　[R] Friedman 検定 ·· 076
　　　演習17　次のデータで Kruskal-Wallis 検定をやってみよう! ··· 077
　　　　手順　[R] Kruskal-Wallis 検定 ··· 077

目次

▌効果量 ·· 079

　比率に基づく効果量（PND），平均値差に基づく効果量（SMD）········ 081

　　演習 18　次のデータで PND を算出してみよう! ························ 082

　　　手順 ［手計算］ PND ·· 082

　　　手順 ［R］ PND ·· 083

　　演習 19　次のデータで SMD を算出してみよう! ····················· 084

　　　手順 ［Excel］ SMD ·· 084

　　　手順 ［R］ SMD ··· 085

　PND と類似する効果量（PZD，PEM）······························· 086

　　演習 20　次のデータで PZD を算出してみよう! ····················· 087

　　　手順 ［手計算］ PZD ·· 087

　　演習 21　次のデータで PEM を算出してみよう! ····················· 088

　　　手順 ［Excel］ PEM ·· 088

　　　手順 ［R］ PEM ··· 088

　効果量の基準 ·· 089

3　実際の流れをイメージしてみよう ···································· 091

1　全体の流れ ··· 092

　Step 1　事例報告（効果があるアプローチの選定）··················· 092

　Step 2　対象者を選定し，研究計画書を作成する ···················· 095

　Step 3　倫理審査・対象者へのインフォームド・コンセント ········· 095

　Step 4　実施（データ収集）··· 098

　Step 5　解析 ··· 098

　Step 6　成果発表（学会発表，論文）··································· 098

2　おわりに ·· 099

付録

　統計ソフトの紹介 ··· 100

　　R ／ JSTAT ／ HAD

　R の基本的な使い方 ·· 101

　　R と Rstudio のインストールの仕方／ R を使用する前の事前準備／
　　R の使用方法

あとがき ··· 110

索引 ·· 112

著者略歴 ··· 117

1 シングルケース デザイン概論

　シングルケースデザインは，事例報告やケーススタディなどと混同されやすいが，ベースライン期（介入しない時期）と介入期を事前に設定することで高い科学性を担保できる．また，群間比較法のように対象者間の平均的な振る舞いについて調べるのではなく，対象者個人の行動変容を直接調べられる利点も有している．そのため，近年の EBP（Evidence Based Practice）の流れを踏まえ，日本作業療法士協会はシングルケースデザインの活用を推奨している．しかし，学会や論文発表などでの成果発表の場では事例報告が多数を占め，シングルケースデザインの使用は限定的である．その理由として，臨床家にとってシングルケースデザインに馴染みがなかったり，効果判定の方法が難解であったりするために，導入しにくいことが挙げられる．

　本章では導入段階として，「シングルケースデザインとは何か」について概説した．また，章の後半では作業療法分野におけるシングルケースデザインの活用状況を記載した．ぜひ臨床場面での活用イメージをふくらませてほしい．

　それでは，シングルケースデザインの導入章，はじまりはじまり……！！

▶ 本章の内容

1　シングルケースデザインとは？
2　シングルケースデザインの種類
3　ベースライン期
4　シングルケースデザインのエビデンス
5　作業療法分野におけるシングルケースデザインを用いた報告
6　シングルケースデザインの倫理審査

1 シングルケースデザインとは？

　シングルケースデザイン（Single Case Design）とは，少数個体のデータをもとに独立変数と従属変数間の因果関係を行う実験法の1つであり，単一被験体デザイン（Single Subject Design），少標本（Small N）実験デザイン，N＝1実験デザインなどの複数の類似した呼称がある[1].

　シングルケースデザインは事例報告やケーススタディなどと混同されやすいが，事例報告のように事例の観察や評価結果の報告にとどまらず，介入前後の交絡要因を排除して直接的な介入の効果とその因果関係を実証できる点で異なっている（表1）[2].

Words　**交絡要因**：従属変数（介入）と独立変数（結果）の両方に関係する外部の要因が存在すること．交絡要因があると，外部の要因の影響により従属変数と独立変数の因果関係がわからなくなってしまう．

表1 事例報告とシングルケースデザインの違い

	事例報告	シングルケースデザイン
デザイン	後ろ向きの調査デザイン	前向きの検証デザイン
目的	仮説の生成	効果の検証
効果検証	不可	可能
特徴	対象者への介入の経過を詳細にまとめたもの	介入する時期と介入しない時期を設定し，前後比較することで介入の効果を検証するもの
	介入の効果を示すことができるが，セラピストの主観に留まってしまう	セラピストの介入効果とその因果関係が実証できる

（柴田克之：臨床家のための実践と報告のすすめ：入門編第2回「事例報告と効果判定のまとめ方」．作業療法 32: 214-220, 2013 より改変引用）

Words　**後ろ向きの調査デザイン**：過去の事象について調査すること．

　　　前向きの検証デザイン：研究計画を立案してから行う未来の事象について検証すること．

また，岩本ら[3] は，シングルケースデザインの特徴として，

①対象者の数が少数であること

②同一の対象者に対して反復測定を行うこと

③得られた結果に対して必ずしも統計的検定を前提としないこと

の 3 点を挙げている．

文献　1）　井垣竹晴：シングルケースデザインの現状と展望（記念シンポジウム）．行動分析学研究 29: 174-187, 2015.

2）　柴田克之：臨床家のための実践と報告のすすめ：入門編第 2 回「事例報告と効果判定のまとめ方」．作業療法 32: 214-220, 2013.

3）　岩本隆茂，他：シングルケース研究法―新しい実験計画法とその応用―，勁草書房，1990.

2 シングルケースデザインの種類

　シングルケースデザインには，AB デザインを基本に，ABA，ABAB，BAB など種々のデザインが報告されている．柴田[1] は鎌倉[2] の著書をもとに，5 種類のデザインの長所と短所をまとめている（表1）．A はベースライン期（介入をしない時期，次項で解説），B は介入期，C は B と異なる介入期を示している．

　表1 に挙げた 5 種類以外には，マルチベースラインデザインや操作交代デザインなどの応用デザインがある．これらの応用デザインは ABA デザインなどの倫理的な問題（例：ABA デザインでは治療効果が薄れたままで終了することになり対象者にとって不利益になる）や持ち越し効果を回避するための手法であるが，ABA や ABAB よりも介入のコントロール作用が弱いとされている．

> **Words** **持ち越し効果**：ABA デザインや ABAB デザインにおいて，B の介入を除去した後でもその効果が持続し，2 回目のベースライン A が，1 回目のベースライン A のレベルまで戻らない状態のことを指す．

　マルチベースラインデザインは，1 人もしくは複数人に対して最低 2 つ以上のベースラインをとる AB デザインのことであり，行動間，被検者間，事態間の 3 つの基本タイプがある．また，操作交代デザインは A-B-B-A-B-A-A-B などのようにランダムに AB を進行させ，AB の効果を比較するデザインである．

　本書では応用デザインについては割愛するが，詳細は Barlow らの『Single Case Experimental Designs』[3] を参照されたい．

表1 各種介入デザイン

研究デザイン	研究の説明	長所	短所	留意点
AB	最もシンプルな実験デザイン	短い期間で遂行できる	介入の効果として,自然治癒の影響を排除できない	
ABA	AB の欠点を補うデザイン AB より介入の効果を確実にする	介入後,ベースラインに戻すため,B の偶然にもたらした可能性を排除できる	介入の効果があった場合,ベースラインA で終了するため,事例に不利益な状態で終わる	持ち越し効果
ABAB	ABA の欠点を補うデザイン AB を2度繰り返して介入期の強化を与える	ABA よりも介入 B を繰り返すことで,偶然の可能性をより排除できる 介入の効果を2回確認でき,コントロールの効果を導きやすい	AB の各期を2回繰り返すため,長い期間の経過を要する	持ち越し効果 2回目ベースラインが1回目のレベルまで戻らないまま,介入期を導入する可能性がある
BAB	介入 B から始め,ベースラインに戻し,再び介入する	介入 B から始め,いったんベースラインに戻し,介入で終えるABA よりも臨床向き	最初にベースラインを設定しないので,最初の B の効果が自然な反応に基づく変化なのか問題	
ABCB	ABAB の変形デザイン 分析の中心は BCB となる	1回目のAと3回目のCで異なる介入の強化ができる AB で B 介入の効果が確認できる その後 BCB によるB の効果を確認できる	1回目のAと3回目Cの介入は異なるので,直接比較できない	比較は前半の ABCではなく,後半のBCB で行う Aと異なるCのベースラインを設定する

(柴田克之:臨床家のための実践と報告のすすめ:入門編第2回「事例報告と効果判定のまとめ方」.作業療法 32: 214-220, 2013 より引用)

文献 1) 柴田克之:臨床家のための実践と報告のすすめ:入門編第2回「事例報告と効果判定のまとめ方」.作業療法 32: 214-220, 2013.

2) 鎌倉矩子,他:作業療法士のための研究法入門.三輪書店,1997.

3) Barlow DH, et al: Single case experimental designs: strategies for studying behavior change. 2nd ed. Pergamon Press, 1984.

3 ベースライン期

　ベースライン期とは，特定の介入を加えずに標的行動の生起頻度をしばらく測定した時期のことであり，通常 A で表される[1]．ベースライン期の測定の目的は，介入期 B の効果を判定する基準値を得ることである．

　現時点では，どのくらいの期間をベースライン期に確保すればよいか，統一した見解はない．Bear ら[2]はベースライン期の測定は安定するまでとし，Sidman ら[3]はベースライン期のばらつき範囲が行動頻度の 5% 以内にすべきと主張している．また，中央分割法（第 2 章の「目視法」で解説☞021 頁）を導入するにはベースライン期のデータポイント数が 8 以上[4]，効果量の測定の場合には 5 程度必要との報告も聞かれている[5]．

> Words **中央分割法**：A 期と B 期のデータの行動変化率を時間軸に沿って直線で示す方法のこと．現在の遂行特徴や今後の遂行が予測できる．

　どのような方法にしろ，ベースライン期は介入期の効果判定をする基準値を得ることを目的としていることから，ばらつきが少なく，可能な限り多くのポイント数を測定できることが望ましい．仮に A 期のばらつきが多かった場合，B 期の介入効果なのか比較が困難となってしまう．そのため，急性期や回復期初期の回復段階にあるクライエントに対しては，指標によっては A 期が安定しにくいため注意する必要がある．

A 期の設定における注意点

　健常者であれば特定の介入を加えずに A 期を測定できることもあるが，クライエントに対して介入を加えない時期を設定することは倫理的に問題が生じやすい．例えば，入院中の回復期にある脳卒中患者に対して介入を加えない時期を 5 日間も設定することは，貴重な回復の機会を逃すことになりかねない．そのため，通常の介入を A 期と設定することも許容される．

　著者の経験では，脳卒中患者に対して「類似 AV 型」の非利き手での箸訓練

が有効であると感じ，その効果をシングルケースデザイン（ABAB デザイン）で検証する機会があった[6]（第 3 章を参照☞ 093 頁）．そこでは，箸の把持方法や操作形態を指定せず，対象者の思いのまま操作するように促した反復訓練の期間を A 期とし（5 日間），類似 AV 型の訓練期間（類似 AV 型の練習を 10 分間× 5 日間）を B 期として設定した．

　他方，実際のクライエントに対して作業療法士が訓練を進める際，本人や家族の希望を踏まえて問題点の優先順位をつけて介入していると思われる．その際，優先順位が低い項目に対するプログラムについては介入の時期を遅らせている場合があり，この介入していない時期を A 期と設定することも可能である．また，普段の介入時間以外に新たにシングルケースデザインを行う時間を設けると，A 期が設定しやすい．例えば，入院中のクライエントに毎日 3 単位介入することとは別に，介入していない時期を 5 日間，介入する時期を 5 日間などと設定する．

　いずれにしろ，A 期を設定する際には，クライエントの倫理面を十分に配慮することが必要である．なお，図 1 は A 期の設定の仕方のフローチャートである．必ずしもこの流れに沿わなくてもよいが，初学者が A 期を設定する際の目安にしていただければ幸いである．

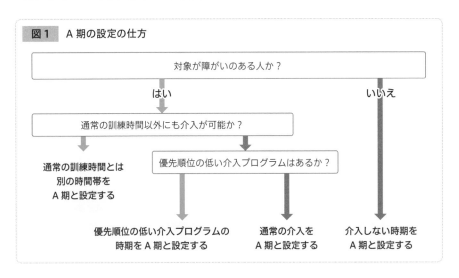

図1　A 期の設定の仕方

対象が障がいのある人か？

はい　　　いいえ

通常の訓練時間以外にも介入が可能か？

通常の訓練時間とは別の時間帯を A 期と設定する

優先順位の低い介入プログラムはあるか？

優先順位の低い介入プログラムの時期を A 期と設定する

通常の介入を A 期と設定する

介入しない時期を A 期と設定する

文献

1) Barlow D, et al: Single-case experimental designs. uses in applied clinical research. Arch Gen Psychiatry. 29: 319-325, 1973.

2) Baer DM, et al: Some current dimensions of applied behavior analysis. J Appl Behav Anal 1: 91-97, 1968.

3) Sidman M: Tactics of scientific research: evaluating experimental data in psychology. Cambridge Center for Behavioral, 1988.

4) 山田孝, 他：単一システムデザインによる半側視空間失認患者に対する知覚―運動アプローチの効果. 作業療法 12: 127-136, 1993.

5) 高橋智子, 他：一事例実験データの処遇効果検討のための記述統計的指標について：行動分析学研究の一事例実験データの分析に基づいて. 作業分析学研究 22: 49-67, 2008.

6) 丁子雄希, 他：類似 AV 型の箸操作パターンの訓練について―Single subject design ABAB 法を用いて. 作業療法ジャーナル 51: 435-439, 2017.

4 シングルケースデザインのエビデンス

　福井ら[1] の「診療ガイドライン作成の手順」では，ランダム化比較試験が最もエビデンスが高いとされているのに対し，シングルケースデザインは明記されていない（表1）．また，シングルケースデザインは群間比較法と比べて報告数が少なく質の基準が未整備であることや，内的妥当性や外的妥当性に対する脅威などが指摘されている（表2 ☞ 010頁）[2]．

Words　**内的妥当性**：研究外の要因ではなく研究内の操作の影響で従属変数に変化が生じたといえる確かさのこと．
　　　　外的妥当性：研究の結論が別の研究にも当てはまるといえる確かさのこと．

表1	診療ガイドライン作成の手順におけるエビデンスレベル
レベル	内容
1a	ランダム化比較試験のメタアナリシス
1b	少なくとも1つのランダム化比較試験
2a	ランダム割付を伴わない同時コントロールを伴うコホート研究 （前向き研究，Prospective Study，Concurrent Cohort Study）
2b	ランダム割付を伴わない過去のコントロールを伴うコホート研究 （Historical Cohort Study，Restrospective Cohort Study など）
3	ケース・コントロール研究（後ろ向き研究）
4	処置前後の比較などの前後比較，対照群を伴わない研究
5	症例報告，ケースシリーズ
6	専門家個人の意見（専門家委員会報告を含む）

（福井次矢，他編著：Minds 診療ガイドライン作成の手引き 2007．Minds 診療ガイドライン選定部会監修，医学書院，2007 より引用）

表2	シングルケースデザインの長所と短所

長　所	短　所
・個人や個体の行動変容を直接調べられる ・事例報告と比べて高い科学性をもつ ・介入の柔軟性と結果のフィードバックの柔軟性がある	・内的妥当性の一部は脅威に対処できない ・外的妥当性は群間比較法と比べて劣る

　しかし近年，医学領域においてシングルケースデザインへの関心が高まってきている[3]．例えば，N-of-1試験は，JAMA刊行論文のエビデンス階層のトップに位置づけられ[4]，オックスフォードセンターのエビデンスレベルではレベル1の最も高い位置づけになっている[5]．また，心理学の分野においても，経験的に支持された治療として「n≧9」のシングルケースデザインがランダム化比較試験と同等に十分に立証された治療法として位置づけられている（表3）[6]．近年では，SCRIBE声明などのガイドライン[7]や，内容妥当性や外的妥当性を吟味する尺度[8]が整備されてきており，今後ますますシングルケースデザインの発展が期待される．

Words **N-of-1試験**：1人のクライエントに複数の治療法をランダムに行い，どの治療法に効果があるのかを判定する方法のこと.

表3	経験的に支持された治療におけるシングルケースデザインのエビデンスレベル

レベル	対象者数
十分に立証された治療	n≧9
おおよそ有効な治療	n≧3

(Chambless DL, et al: Defining empirically supported therapies. J Consult Clin Psychol 66: 7-18, 1998 より改変引用)

　なお，石井[9,10]は，シングルケースデザインの今後の方向性として，
①群間比較法にも問題点はあるのでシングルケースデザインを使って地道に研究を進める
②群間比較法とシングルケースデザインの併用が必要である
③群間比較法に相当するシングルケースデザインエビデンスを構築する
の3つを提示している．シングルケースデザインの方向性については引き続き議論が必要であるが，柴田[11]や能登[12]らが推奨するように，我々作業療法士

が行う介入の妥当性や根拠を示すためにも，シングルケースデザインの良質な
研究の蓄積が求められるだろう．

文献　1）　福井次矢，他編著：Minds 診療ガイドライン作成の手引き 2007．Minds 診療ガ
イドライン選定部会監修，医学書院，2007.

2）　井垣竹晴：シングルケースデザインの現状と展望（記念シンポジウム）．行動分
析学研究 29（Suppl）：174-187, 2015.

3）　Mirza RD, et al: The history and development of N-of-1 trials. J R Soc Med 110:
330-340, 2017.

4）　Guyatt GH, et al: Users' guides to the medical literature: XXV. Evidence- based
medicine: principles for applying the users' guides to patient care. JAMA 284:
1290-1296, 2000.

5）　Howick J, et al: Oxford centre for evidence-based medicine 2011 levels of evi-
dence.
https://www.cebm.net/wp-content/uploads/2014/06/CEBM-Levels-of-Evi-
dence-2.1.pdf（2020 年 7 月 20 日アクセス）

6）　Chambless DL, et al: Defining empirically supported therapies. J Consult Clin
Psychol 66: 7-18, 1998.

7）　Tate RL, et al: The Single-Case Reporting Guideline In BEhavioural Interventions
（SCRIBE）2016: Explanation and Elaboration. Arch. Sci. Psychol 4: 10, 2016.

8）　Tate RL, et al: Revision of a method quality rating scale for single-case experi-
mental designs and n-of-1 trials: The 15-item Risk of Bias in N-of-1 Trials
（RoBiNT）Scale. Neuropsychol Rehabil 23: 619-638, 2013.

9）　石井拓：実験的研究法としてのシングルケースデザイン．看護研究 47: 521-
540, 2014.

10）石井拓：シングルケースデザインの概要（記念シンポジウム）．行動分析学研究
29（Suppl）：188-199, 2015.

11）柴田克之：臨床家のための実践と報告のすすめ：入門編第 2 回「事例報告と効果
判定のまとめ方」．作業療法 32: 214-220, 2013.

12）能登真一：臨床家のための研究のすすめ：実践編第 5 回「作業療法のエビデンス
作りを目指して」．作業療法 33: 492-497, 2014.

5 作業療法分野における シングルケースデザインを用いた報告

　学術誌『作業療法』においてシングルケースデザインを用いた報告は 1982 年から 2011 年の間でわずか 20 編であり，2015 年時点でもほとんど増えていない [1-3]. 著者は 1987 年から 2018 年の間に作業療法分野で発表されたシングルケースデザインについて，電子データベースとハンドサーチを用いて調査した [4].

　電子データベースは，医学中央雑誌 web 版（医中誌），Medical Online（MO），国立情報学研究所論文情報ナビゲータ（CiNii）を用い，検索語は「事例研究」，「ケーススタディ」，「単一システム」，「シングルシステム」，「シングルケース」，「シングルサブジェクト」，「単一事例」，「単一症例」，「少標本実験デザイン」，「N＝1 実験デザイン」のそれぞれのキーワードを，「作業療法」と組み合わせて使用した（アクセス日：2019 年 1 月 23 日）.

　ハンドサーチは関連する論文の引用文献から実施した. 除外基準は以下の通りである.

　①重複・解説・特集・紀要・学会抄録であること
　②実験デザインが特殊なもの（AB デザインとその変形，マルチベースライン以外のものは除外）

　014 ～ 015 頁の表 1，2 にその概要を示した. 興味のある方は原著を参照されたい.

文献　1) 東登志夫, 他：日本作業療法士協会におけるエビデンスの集積状況と今後の展望. 作業療法 31: 4-12, 2012.

　　　2) 柴田克之：2006 年から 2015 年に掲載された論文の概要と学術誌『作業療法』の今後の展望. 作業療法 36: 368-373, 2017.

　　　3) 能登真一：2006 年から 2015 年の『作業療法』掲載論文の分析と考察―身体障害領域（脳血管疾患など）―. 作業療法 36: 374-377, 2017.

　　　4) 丁子雄希, 他：我が国の作業療法分野のシングルケースデザインにおける効果量の基準を求めた研究―メタアナリシスの手法を用いて―. 日本作業療法研究 22: 15-21, 2019.

6 シングルケースデザインの倫理審査

　学会や学術誌で事例報告を行う場合，対象者の同意を口頭と書面で得る必要はあるが，倫理審査委員会の承認は義務づけられていない．また，病院勤務の作業療法士であれば，クライエントが入院する際に包括的同意書をとっていることが多く，この書面をもって同意とみなしていることもある．しかし，学会や学術誌によっては，投稿規程などで倫理審査委員会の承認を義務づけていることもあるので注意されたい．例えば，日本消化器外科学会[1]では，10 例以上をまとめた事例報告から倫理審査委員会の承認が必要としている．

　では，臨床場面でシングルケースデザインを導入する場合，事前に倫理審査委員会の承認を得る必要はあるのだろうか？　著者が調べる限り，現状では事例報告と同様に倫理審査委員会の承認は義務づけられていない．しかし可能な限り倫理審査を受けることを推奨したい．なぜなら我々作業療法士は臨床研究に関する倫理指針[2]，疫学研究に関する倫理指針[3]，人を対象とする医学系研究に関する倫理指針[4]に基づいて介入する義務があり，例え1事例であっても作業療法士が侵襲や介入を行う場合には，倫理審査委員会の承認が必要とされるからである．望月[5]は理学療法学領域における侵襲と介入の例を提示しているので参照されたい（表1，2 ☞ 016頁）．

　一方で，臨床家の所属先によっては倫理審査委員会が設置されていない施設もあるのではないだろうか．日本理学療法士学会では2017年4月1日より倫理審査部会を設置しており，研究代表者および全共同研究者の所属機関に倫理審査機関を持たない会員でも倫理審査申請が可能となっている．作業療法士協会では課題研究助成制度の申請であれば倫理審査申請を代行している．また，大学などの研究機関や共同研究者の所属する施設（共同研究者が他施設に在籍の場合）に相談し，倫理審査を行っている臨床家もいる．それぞれの臨床家の状況に応じて倫理審査委員会の承認を得ることを推奨したい．

　しかし，所属先によってはどうしても倫理審査を受けることが困難なことも想定されるので，その際はクライエントに不利益が最大限生じないように配慮したうえで事前に作成した説明文書をもとにインフォームドコンセントを得る

シングルケースデザイン概論

表1 身体障害，高齢領域におけるシングルケースデザイン（本文は 012 頁）

著者名	タイトル
有時由晋	振動刺激が感覚性運動失調を呈した上肢機能に与える影響 ―シングルケースデザインによる検討―
丁子雄希	類似 AV 型の箸操作パターンの訓練について：Single subject design ABAB 法を用いて
森下史子	半側空間無視と全般性注意障害を有した事例の下衣着脱動作に対する応用行動分析学的アプローチの効果
松山厚樹	乳癌患者における身体機能改善を目的とした外来リハビリテーションの効果
野口佑太	上肢痙縮を認める 4 症例に対する A 型ボツリヌス毒素投与後の作業療法
藤田貴昭	脳卒中患者の感覚障害に対する末梢神経感覚刺激の効果：シングルケーススタディによる予備的検討
澤村大輔	脳血管障害後注意障害例の車椅子移乗前準備動作における行動療法の効果
四元孝道	注意障害を伴う脳血管障害患者に対する dual task 訓練の効果に関する研究
久野真矢	高齢者施設食堂のテーブル周囲に仕切りを設置した環境設定が，認知症高齢者の情動，社会的交流に及ぼす影響
石割佳恵	記憶障害に対する長期治療介入 各病期に合わせた作業療法アプローチ
辛島千恵子	最重度知的障害をもつ対象者への作業療法の効果を「幸福の表情」で測定する
鎌田克也	脳卒中片麻痺上肢に対する作業療法と促通反復療法併用の効果
鎌田克也	半側無視者のパソコンデータ入力作業におけるプリズム眼鏡の効果
毛利史子	非日常慣用物品の使用が可能となった観念失行の一例
鈴木 誠	Pacing 障害における着衣動作訓練の有効性
能登真一	半側空間無視症例に対する "木琴療法" の効果
村田 潤	シングルケーススタディ；左側無視患者に対する左側方向への注意喚起を促す指示の効果の検討
浅井憲義	腕保持用装具としてのポータブルスプリングバランサーとモービルアームサポートの比較
山田 孝	日本版ミラー幼児発達スクリーニング検査（JMAP）項目を用いた単一システムデザインによる老年痴呆患者に対する感覚統合的アプローチの効果
山田 孝	単一システムデザインによる半側空間失認患者に対する知覚―運動アプローチの効果
二木淑子	半側無視症例におけるトイレ動作訓練の検討

表2 精神・発達領域におけるシングルケースデザイン（本文は 012 頁）

著者名	タイトル
松岡太一	精神科長期入院者に対する作業に焦点を当てた実践についての一考察―作業選択意思決定支援ソフト（ADOC）を用いた単一事例研究―
織田靖史	感情調節困難患者へのマインドフルネス作業療法の効果検証：シングルシステムデザインを用いて
仙石泰仁	静的・動的平衡機能の変化からみた一卵性双生児の水頭症児に対する作業療法の効果
岩永竜一郎	小集団作業療法が高機能広汎性発達障害児の心の理論に及ぼす効果―パイロットスタディ―

雑誌名	領域	事例数	疾患名	デザイン	分析方法
作業療法 2018; 37（2）: 223-229	身障	1	視床出血	ABA	目視
作業療法ジャーナル 2017; 51（5）: 435-439	身障	1	大腿骨頚部骨折	ABAB	一元配置分散分析 Tukey の多重比較検定
作業療法 2017; 36（2）: 215-222	身障	1	被殻出血	AB	2 標準偏差の band 法
日本職業・災害医学会会誌 2017; 65（3）: 125-131	身障	1	乳癌	AB	2 標準偏差帯法
日本作業療法研究学会雑誌 2015; 18（1）: 19-25	身障	4	脳血管疾患	AB	目視
作業療法ジャーナル 2013; 47（1）: 81-85	身障	1	視床梗塞	ABA	目視
北海道作業療法 2011; 28（2）: 55-63	身障	1	被殻出血	ABAB BAC	効果量（ES_BS, PND）
作業療法 2011; 30（4）: 466-475	身障	8	脳血管障害	ABA	Friedman 検定 Scheffe の多重比較検定
作業療法 2008; 27（1）: 17-26	高齢	4	認知症	ABAB	標準偏差帯法 Wilcoxon の符号付順位検定
作業療法 2006; 25（1）: 18-27	身障	1	脳挫傷	ABACA	Mann-Whitney の U 検定
作業療法 2005; 24（4）: 349-359	身障	1	重度知的障害	ABAB	中央分割法 二項分布
作業療法 2004; 23（1）: 18-25	身障	12	脳卒中	ABAB	Wilcoxon 検定
作業療法 2002; 21（6）: 561-568	身障	2	外傷性脳損傷 被殻出血	ABAB ABA	Wilcoxon 検定 加減速線法 二項分布
作業療法 2001; 20（2）: 154-162	身障	1	脳梗塞	ABA AAA	目視
作業療法 2001; 20（6）: 563-569	身障	1	びまん性脳損傷 左脛骨顆部骨折	ABA	加減速線法 二項分布
作業療法 1999; 18（2）: 126-133	身障	1	脳梗塞	ABAB	t 検定
作業療法 1999; 18（3）: 204-211	身障	1	脳動静脈奇形 術後後遺症	ABA	加減速線法 二項分布
作業療法 1996; 15（2）: 125-134	身障	4	頸髄損傷	ABCBC	目視
作業療法 1996; 15（4）: 322-335	高齢	5	認知症	AB	Wilcoxon 検定 t 検定 加減速線法 2 標準偏差帯法
作業療法 1993; 12（2）: 127-136	身障	1	脳梗塞	ABA	加減速線法 2 標準偏差帯法
作業療法 1993; 12（1）: 29-36	身障	1	脳梗塞	ABCB	目視

雑誌名	領域	事例数	疾患名	デザイン	分析方法
神奈川作業療法研究 2016; 6（1）: 33-40	精神	1	統合失調症	AB	目視
精神科治療学 2015; 30（11）: 1523-1531	精神	7	社交不安障害 広範性発達障害 精神遅滞 パーソナリティ障害 双極性障害	ABCA	一元配置分散分析 Shaffer の多重比較検定 効果量
作業療法 2009; 28（5）: 555-564	発達	1	一卵性双生児の水頭症	ABAB	先行研究との比較
作業療法 2005; 24（5）: 474-483	発達	4	広汎性発達障害 自閉性障害 アスペルガー障害	ABA	目視

表 1 理学療法学領域の研究における侵襲・軽微な侵襲の例（本文は 013 頁）

区分	理学療法領域における例
侵襲	・急性期の脳卒中片麻痺患者への早期立位練習の効果を検証するために，通常のプログラムより早く立位練習を行う ・施設入所中の変形性膝関節症を対象に，新しく開発したマシーンによる筋力増強運動を行い，疼痛の変化を評価する
軽微な侵襲	・運動イメージに関連する脳活動領域を調べるために，健常者を対象に運動イメージ中の MRI を測定する ・軽症の膝 OA 患者の膝関節伸展筋力と歩行の力との関連性を検討するために HHD で膝関節伸展筋力を測定し，10m 歩行時間を測定する ・脳卒中片麻痺患者の退院後の生活状況と家族関係を調査するためにアンケート用紙を郵送し調査を行う
侵襲でない	・過去 1 年間の患者の入院時 ADL と退院時 ADL の関係を検討するために，カルテから情報を得る ・通常の理学療法を行った場合の症例を報告する

（望月久：研究倫理の考え方―理学療法領域における研究倫理―．理学療法学 44: 31-34, 2017 より引用）

表 2 理学療法学領域の研究における介入を伴う研究と伴わない研究の例（本文は 013 頁）

介入を伴う研究	介入を伴わない研究
・超音波治療による疼痛軽減効果を検証するために，対照群と超音波群を設け，疼痛指標の変化を比較する ・介助歩行ロボットを用いて歩行練習をした効果を，練習前後の最大歩行速度の変化で検証する	・通常の理学療法を行った患者の入院時と退院時の ADL の変化を調査し，両者の関連性を検討する ・希少な症例について，理学療法経過をまとめて症例報告する

（望月久：研究倫理の考え方―理学療法領域における研究倫理―．理学療法学 44: 31-34, 2017 より引用）

必要がある．なお，説明文書にはシングルケースデザインの目的・意義，方法，導入することのメリット・デメリット，倫理的配慮などをクライエントにわかりやすいように記載しておくことに留意していただきたい．

文献　1) 一般社団法人日本消化器外科学会：日本消化器外科学会　人を対象とする医学系研究に関する倫理指針（本学会発表や論文投稿ほかにおいて遵守すべきこと）．https://www.jsgs.or.jp/modules/gaiyo/index.php?content_id=79（2020 年 7 月 20 日アクセス）

　　　2) 厚生労働省：臨床研究に関する倫理指針（平成 15 年 7 月 30 日，平成 20 年 7 月 31 日全部改正）．http://www.mhlw.go.jp/general/seido/kousei/i-kenkyu/rinsyo/dl/shishin.pdf（2020 年 7 月 20 日アクセス）

3）　文部科学省，厚生労働省：疫学研究に関する倫理指針（平成 14 年 6 月 17 日，平成 20 年 12 月 1 日一部改正）．http://www.mhlw.go.jp/general/seido/kousei/i-kenkyu/ekigaku/0504sisin.html（2020 年 7 月 20 日アクセス）

4）　文部科学省，厚生労働省：人を対象とする医学系研究に関する倫理指針（平成 26 年 12 月 22 日，　平成 29 年 2 月 28 日一部改正）．https://www.mhlw.go.jp/file/06-Seisakujouhou-10600000-Daijinkanboukouseikagakuka/0000153339.pdf（2020 年 7 月 20 日アクセス）

5）　望月久：研究倫理の考え方―理学療法領域における研究倫理―．理学療法学 44: 31-34, 2017.

2

効果判定

　本章ではシングルケースデザインの効果判定の方法について述べる．効果判定の方法は目視法と統計的手法に大別されるが，使用頻度として，目視法が約8.5割，目視法と統計的手法との併用が約1割と言われている．

　初学者にとってまずは視覚的に判断する目視法が導入しやすいだろう．しかし，目視法は主観的判断に基づくため，実際のところ，半統計的手法と言われる「最小自乗法による回帰直線のあてはめ」や「標準偏差帯法」などと併用して効果判定されることが多い．そこで本章では目視法にあわせて半統計的手法についても解説している．

　では，統計的手法はどのような場合に用いるのだろうか？
①ベースライン期に「傾向性（Trend）」や「変動性（Variability）」がある場合[1]
②データに「変動性（Variability）」や「自己相関（Autocorrelation）」がある場合[2]
　上記のような場合には，目視法ではなく統計的手法が必要となってくる（図1）．その理由は，目視法では介入効果の過大評価[3]や第1・2種の過誤の発生率[4]などが影響してくるためである．そのため，近年では目視法と統計的手法を相互補完的に同時に用いることが推奨されている[2,5]．

図1 傾向性，変動性，自己相関*

図1 傾向性，変動性，自己相関*

＊系列依存性（自己相関）の項参照（☞ 036 頁）

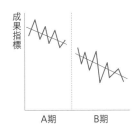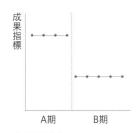

傾向性あり：
A期の傾き具合のこと
→A期の時点で既に何かしら
の効果がみられていること
を示唆

変動性あり：
中心からのばらつき具合の
こと

自己相関あり：
時系列上の異なる点の間に
相関があること

　前述のように，相互補完的に統計的手法を用いることが推奨されて
いるが，実際にはあまり使用されていない．その理由の１つとして，
統計的手法の実践的な入門書がほとんどなかったことが指摘されてい
る．そこで，本章では各効果判定の方法について演習を設けて Excel
や統計ソフト R を用いた具体的な算出手順をわかりやすくまとめた
ので，ぜひ手を動かしてみて理解を深めてほしい．

Note　R の使用方法については，付録の「R の基本的な使い方」（☞ 101 頁）に記
載しているので参照されたい．

　なお，初学者にとって馴染みのある統計的手法には，t 検定や分散
分析などの推測統計があると思われるが，これらの手法をシングルケ
ースデザインに導入するには，系列依存性（自己相関）の条件などを
配慮しなければならないため導入が難しい．そこで，系列依存性や母
集団の特定の分布を必要とせずに正確な p 値が算出できる「並べ替え
検定」や，記述統計である「効果量」に基づく算出方法も解説したの
で，ぜひこれらの手法にもチャレンジしてもらいたい．

　図 2（☞ 020 頁）は 2 群間の比較における効果判定方法の選択の流
れを示している．本章を読み進める前にこのような手順を踏むことを
視覚的にイメージしておくとよいだろう．

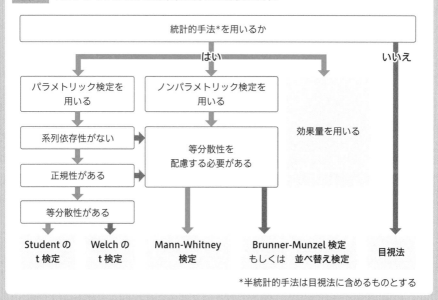

図2　ABデザインにおける効果判定方法の選択の流れ

統計的手法*を用いるか

はい　　　　　　　　　　　　　　　いいえ

パラメトリック検定を用いる

ノンパラメトリック検定を用いる

効果量を用いる

系列依存性がない

正規性がある

等分散性を配慮する必要がある

等分散性がある

Studentのt検定　Welchのt検定　Mann-Whitney検定　Brunner-Munzel検定もしくは並べ替え検定　目視法

*半統計的手法は目視法に含めるものとする

それでは，第2章のはじまりはじまり……！！

▶ 本章の内容

1　目視法による効果判定
2　統計的手法を用いた効果判定

文献　1）Kazdin AE: Single-case research designs: Methods for clinical and applied settings. Oxford University Press, 2011.
2）Kratochwill TR, et al: Single-case intervention research: Methodological and statistical advances. American Psychological Association, 2014.
3）Parker RI, et al: Combining nonoverlap and trend for single- case research: Tau-U. Behav Ther 42: 284-299, 2011.
4）Matyas TA, et al: Visual analysis of single-case time series: Effects of variability, serial dependence, and magnitude of intervention effects. J Appl Behav Anal 23: 341-351, 1990.
5）Harrington M, et al: Comparing visual and statistical analysis in single-case studies using published studies. Multivariate Behav Res 50: 162-183, 2015.

1　目視法による効果判定

目視法

> **Point**
> ● 水準（Level）とは値の高さのこと.
> ● 勾配（Slope）とは変化のピッチのこと.

　EBP（Evidence Based Practice）の影響により，シングルケースデザインの効果判定に客観的効果指標である統計的手法を併用することが推奨されているが，実際はデータをグラフ化し目視で判断する視覚的判断（目視法）が主に用いられている[1]. この理由は，目視法が簡便に介入の効果を判断できるため，臨床現場では多用されているからと推察される.

　目視法で介入期の効果を判断する場合，水準と勾配に着目する必要がある. 水準（Level）とは値の高さを示し，勾配（Slope）は変化のピッチを示す. 022頁の図1にBarlow[2]らが提示している水準と勾配のモデルデータを示した. このモデルデータではA期の最後のセッション値を水準とし，B期の介入時点の値と比較し水準の効果を判断している.

　パターン①～⑥のうち，パターン①のみが介入期の効果がみられないとされている. パターン①ではA期が右肩上がりとなっており，A期の終わりとともに引き続きB期もA期と同じ傾きで右肩上がりとなっている. これは，B期を介入せずともA期のままでも効果がみられる可能性があることを示唆している. なおパターン①で水準が「不変」となっているのは，B期の介入時点で急激な変化がみられないためである.

　パターン④は一見効果がないように思えるが，成果指標の減少に効果があると判断される場合は，効果があるとされる. 例えば，認知症患者の1日あたりの不潔行為の数を成果指標としたとき，B期で作業療法の介入により不潔行為の頻度が減った場合には効果があったとみなされる.

図1　水準と勾配のモデルデータ

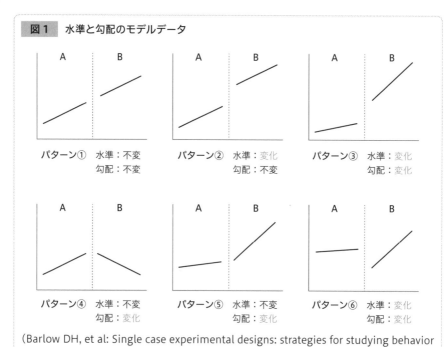

パターン①　水準：不変　勾配：不変

パターン②　水準：変化　勾配：不変

パターン③　水準：変化　勾配：変化

パターン④　水準：不変　勾配：変化

パターン⑤　水準：不変　勾配：変化

パターン⑥　水準：変化　勾配：変化

(Barlow DH, et al: Single case experimental designs: strategies for studying behavior change. 2nd ed, Pergamon Press, 1984 より改変引用)

文献　1）　山田剛史：シングルケースデザインの統計分析（記念シンポジウム）．行動分析学研究 29: 219-232, 2015.

2）　Barlow DH, et al: Single case experimental designs: strategies for studying behavior change. 2nd ed, Pergamon Press, 1984.

水準と勾配の算出方法

目視法は，図1で示されたベースライン期（A期）と介入期（B期）の水準と勾配に着目して判断することになるが，水準と勾配の算出方法には様々なものがある．

水準はベースライン期の最後のセッションの値や各期の平均値・中央値で示すことが多い．

水準の算出方法の例

A期					B期				
1回目	2回目	3回目	4回目	5回目	6回目	7回目	8回目	9回目	10回目
60	55	56	58	54	100	98	99	98	100

最後のセッション値：A期の最後の値

A期の最後のセッション値（A期の5回目）：54

この場合，A期の最後のセッション値とB期の介入時点の値（6回目：100）と比較する．

平均値＝集団内のデータを足し合わせてデータの個数で割った値

A期の平均値＝（60 + 55 + 56 + 58 + 54）÷ 5 ＝ 56.6

B期の平均値＝（100 + 98 + 99 + 98 + 100）÷ 5 ＝ 99

中央値＝データの個数を大きい順に並べてちょうど真ん中に位置する値

A期の中央値→ 54，55，56，58，60　　→ 56

B期の中央値→ 98，98，99，100，100　→ 99

勾配の算出方法には，フリーハンド法による回帰直線のあてはめ，最小自乗法による回帰直線のあてはめ，片対数用紙法による回帰直線のあてはめ（中央分割法）などが挙げられる[1]．

ここでは，臨床的に使用しやすい最小自乗法による回帰直線のあてはめについて説明する．これは測定期間におけるすべての測定値とのずれを最小にする直線を描くものである．

演習1 次のデータで最小自乗法による回帰直線のあてはめを
やってみよう！
➡使用するデータ：Data1

Note Data は，本書のサポートページ（https://www.kinpodo-pub.co.jp/1842-6）から
ダウンロードできるので，演習を実施する前に準備されたい.

手順 Excel 最小自乗法による回帰直線のあてはめ

① Data1（AB デザイン：各期5ずつ）を用意する.

② A 期のデータを選択し，「挿入」→「グラフ：散布図」で散布図を作成する.

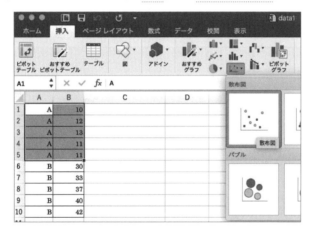

③散布図が作成されたら，散布図のタイトル・目盛を調整する.
「グラフタイトル」を選択し，「A 期」と入力し直す.

目盛は，x軸が「0～6」の範囲，y軸が「0～14」の範囲に設定されているので，x軸を「1～5」の範囲，y軸を「0～45」の範囲に変更する．

変更方法は，x軸の場合は，まずはグラフ内のx軸を選択し，ダブルクリックすると，右側に「**軸の書式設定**」の画面が出てくる．そして「**軸の書式設定**」→「**軸のオプション**」→「**棒グラフのアイコン**」→「**境界値の最小値と最大値**」の値を変更する．ここで「**単位**」の「**主**」を1.0に設定しておく．

y軸も同様の方法で変更する．y軸の「**単位**」の「**主**」は5.0とする．

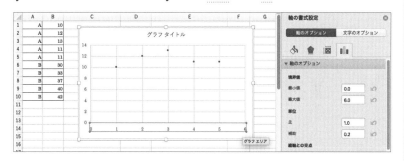

④散布図のタイトルと目盛の値が変更できれば，「**グラフツール**」の「**デザイン**」タブをクリックし，「**グラフ要素を追加**」→「**近似曲線**」→「**その他の近似曲線オプション**」を選択する．

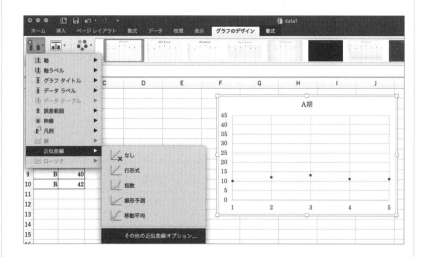

⑤「近似曲線の書式設定」の画面が出てきたら，「近似曲線のオプション」タブを
クリックし，「線形近似」と「グラフに数式を表示する」にチェックを入れる．

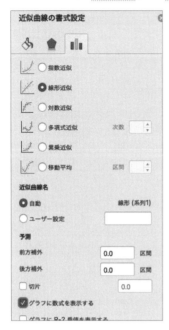

⑥すると，A 期の最小自乗法による回帰直線が作成される．

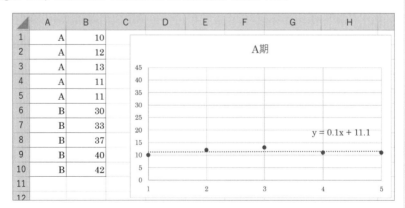

⑦同様に，B期についても散布図と回帰直線を作成する．

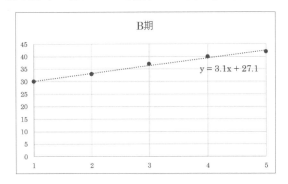

⑧B期のグラフにA期のグラフをコピー＆ペーストする．水準，勾配ともにB期の改善がみてとれる．

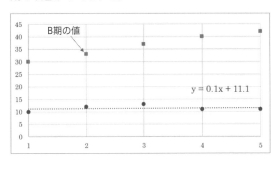

　以上のように，最小自乗法による回帰直線のあてはめを用いて効果判定を行えるが，統計的手法である二項分布を併用して判断することもできる．二項分布とは本来同比率であるべき事象（A期とB期には差がないという結果）が偶然偏って現れる確率を算出したものである．

Note　二項分布は，目視法による効果判定ではなく統計的手法に基づく判定方法である．そのため，本来なら次項の「2 統計的手法を用いた効果判定」で述べるべきだが，最小自乗法による回帰直線のあてはめと併用されることが多いため，本項に記載した．

演習2　次のデータで二項分布をやってみよう！

→ 使用するデータ：Data1

手順　Excel　**二項分布**

①演習1で用いたData1（ABデザイン：各期5ずつ）をそのまま使う．

②任意のセルを選択し，「数式パレット」からBINOM.DIST関数を選び，以下の
ように入力する．

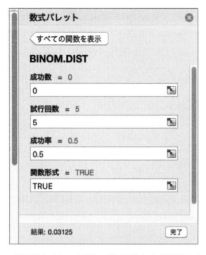

成功数には，A期の延長線上を下回るB期のポイント数を入力する．5回にわ
たるB期のポイントはA期をすべて上回っているので「0」となる．
試行回数には，B期の介入数を入力する．B期の介入数は5回のため「5」と
なる．
成功率には，A期とB期に差がないと仮定したときの比率を入力する．A期と
B期の成功数の割合をそれぞれ50%とするため，「0.5」となる．
関数形式は，TRUEを選択する．TRUEは累積分布関数（指定した成功数以下
のすべての発生確率の合計を表示すること）を意味している．

③結果をみると，0.03125（$p < 0.05$）となりB期の結果が有意と判断される．

手順　R　**二項分布**

① Console 画面に以下のように入力する.

```
> pbinom(0, 5, 0.5)
```

pbinom 関数を用いると二項分布を算出することができる. 引数には左から
順に, 成功数, 試行回数, 成功率を指定する.

Note 引数とは, 簡単に言えば関数のカッコ内に入れる値のことである. 詳しくは
成書を参照されたい.

演習 1 の結果から, ここでは次のようになる.

成功数：A 期の延長線上を下回る B 期のポイント数 = 0

試行回数：B 期の介入数 = 5

成功率：A 期と B 期に差がないと仮定したときの比率 = 0.5

②結果が次のように出力される.

```
[1] 0.03125
```

0.03125（$p < 0.05$）となり B 期の結果が有意と判断される.

手順　手計算　**二項分布**

① B 期の介入数と A 期の延長線上を下回る B 期のポイント数を数え, 二項分布
表（表 1 ☞ 030 頁）[2] に当てはめることで算出できる.

②結果を見ると, 0.031（$p < 0.05$）となり B 期の結果が有意と判断される.

表1 二項検定における p 値の算出表

B 期の介入数	A 期の延長線上を下回る B 期のポイント数					
	0	1	2	3	4	5
4	0.062	0.031	0.688	0.938	—	—
5	0.031	0.188	0.500	0.812	0.969	—
6	0.016	0.109	0.344	0.656	0.891	0.984
7	0.008	0.062	0.227	0.500	0.773	0.938
8	0.004	0.035	0.145	0.363	0.637	0.855
9	0.002	0.020	0.090	0.254	0.500	0.746
10	0.001	0.011	0.055	0.172	0.377	0.623
11	—	0.006	0.033	0.113	0.274	0.500
12	—	0.003	0.019	0.073	0.194	0.387
13	—	0.002	0.011	0.046	0.133	0.291
14	—	0.001	0.006	0.029	0.090	0.212
15	—	—	0.004	0.018	0.059	0.151

青色の網掛部（　）は，$p < 0.05$ を示す.
(Portney LG, et al: Foundations of clinical research: applications to practice. 2nd ed.
Prentice Hall, 2000 より改変引用)

文献 1) 岩本隆茂，他：シングル・ケース研究法―新しい実験計画法とその応用―. 勁草書房，1990.

2) Portney LG, et al: Foundations of clinical research: applications to practice. 2nd ed. Prentice Hall, 2000.

▌標準偏差帯法

　標準偏差帯法とは，ベースライン期の平均値と標準偏差をもとにグラフ上に水平線を引き，両期で差があるかどうか目視で判断する方法である[1]．この方法では，ベースライン期の平均値 ± 2 標準偏差の範囲外に，介入期のポイント数があれば効果があると判断する．標準偏差帯法は，手続きが簡便であり臨床家にとって導入しやすい手法の 1 つである．

演習 3　　次のデータで標準偏差帯法をやってみよう！

→ 使用するデータ：Data1

手順　　Excel　**標準偏差帯法**

① Data1（AB デザイン：各期 5 ずつ）を用意する．

②すべてのデータを選択し，「**散布図**」を作成する．

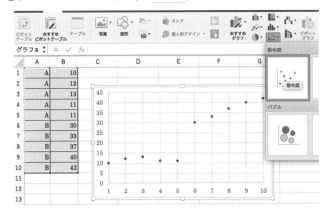

③ A 期の平均値を AVERAGE 関数で算出する．
セル C1 に「= AVERAGE(B1:B5)」と入力する．

④セル C1 で算出された値をセル C2 からセル C10 へコピーする.

> Note セル C1 をコピーしてそのままペーストすると関数がペーストされ，値が変化してしまう．ここでは，ペーストする際に，右クリックから「**形式を選択してペースト**」→「**値を貼り付け**」を選ぶ.

⑤セル C1 からセル C10 を選択しコピーして，先ほど作成した散布図上に貼り付ける．すると散布図に，A 期の平均値が反映される（下図の矢印）.

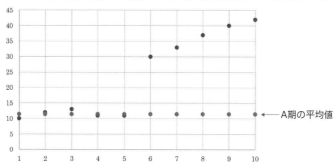

←── A期の平均値

⑥次に，**STDEV.S 関数**で A 期の標準偏差を算出する．セル D1 に「**=STDEV.S(B1:B5)**」と入力する.

D1		f_x	=STDEV.S(B1:B5)	
	A	B	C	D
1	A	10	11.4	1.14
2	A	12	11.4	
3	A	13	11.4	
4	A	11	11.4	
5	A	11	11.4	
6	B	30	11.4	
7	B	33	11.4	
8	B	37	11.4	
9	B	40	11.4	
10	B	42	11.4	

⑦セル E1 に「**=D1*2**」と入力し，標準偏差の 2 倍値を算出する.

E1		f_x	=D1*2		
	A	B	C	D	E
1	A	10	11.4	1.14	2.28
2	A	12	11.4		
3	A	13	11.4		
4	A	11	11.4		
5	A	11	11.4		
6	B	30	11.4		
7	B	33	11.4		
8	B	37	11.4		
9	B	40	11.4		
10	B	42	11.4		

⑧ A 期の平均値と標準偏差の 2 倍値を足し合わせ，セル F1 に算出する．算出されたら，その値をセル F2 からセル F10 にコピー＆ペーストする．

F1		f_x =C1+E1				
	A	B	C	D	E	F
1	A	10	11.4	1.14	2.28	13.68
2	A	12	11.4			13.68
3	A	13	11.4			13.68
4	A	11	11.4			13.68
5	A	11	11.4			13.68
6	B	30	11.4			13.68
7	B	33	11.4			13.68
8	B	37	11.4			13.68
9	B	40	11.4			13.68
10	B	42	11.4			13.68

⑨ セル F1 からセル F10 を選択しコピーして，先ほど作成した散布図に貼り付ける．すると散布図上に，A 期の平均値＋標準偏差の 2 倍値が反映される（矢印）．

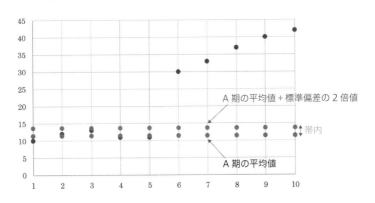

A 期の平均値＋標準偏差の 2 倍値
帯内
A 期の平均値

⑩ 結果をみると，「平均値の線」と「平均値＋標準偏差の 2 倍値の線」の帯外に介入期のデータがすべてあるため，介入期の効果があると判断される．また，先述した二項分布を併用して判断することもできる（「水準と勾配の算出方法」の項参照☞ 023 頁）．

文献　1） Ottenbacher K, et al: Strategies for evaluating clinical change: Implications for practice and research. Am J Occup Ther 38: 647-659, 1984.

2 統計的手法を用いた効果判定

▍尺度

> **Point**
> - •「間隔尺度」と「比率尺度」は量的データと呼ばれる.
>   →データが量的データであり,系列依存性がなく,正規分布であれば,検定が使用できる.
> - •「順序尺度」と「名義尺度」は質的データと呼ばれる.
>   →データが質的データである場合や,系列依存性がみられたり正規分布でないデータの場合,ノンパラメトリック検定を使用する.
> - •シングルケースデザインを導入する場合,順序尺度,間隔尺度,比率尺度のいずれかである必要がある.
> - •5件法以上のリッカート尺度であれば,量的データとして扱う見解もある[1].

　データの種類には量的データ（比率尺度,間隔尺度）と質的データ（順序尺度,名義尺度）があり,前者であればパラメトリック検定,後者であればノンパラメトリック検定の対象となる.また,シングルケースデザインを導入する場合は,順序尺度,間隔尺度,比率尺度のいずれかが必要となる.

　小林[2]は理学療法領域で使用する成果指標を,尺度ごとに分類してまとめている（表1）.この表を見てもわかるように,実際は順序尺度であっても間隔尺度のデータとして取り扱っているものもある.また,質問紙などで得られた5件法以上のリッカート尺度においても,間隔尺度として扱っていることが多い.これは間隔尺度として扱ったほうが統計手法の制約が少なく,結果の解釈も容易となるからである.そのため,現状ではどちらの尺度として使用するかは読者の判断に任せることになるが,使用する検定の前提条件を視野に入れておかないと解析の妥当性が得られなくなってしまうことに注意してほしい.

表1	理学療法領域で用いられる主なデータの尺度分類		
質的データ		量的データ	
名義尺度	順序尺度	間隔尺度*	比率尺度
性別	MMT	体温（皮膚温）	年齢
続柄	感覚検査	MMSE	血圧，脈拍，呼吸数
身体部位	Modified Ashworth Scale	HDS-R	動脈酸素飽和度
居住地域	Brunnstrom Recovery Stage	WAIS-R	身体計測データ
健康保険の種類	12段階片麻痺グレード	MAT	ROM
病型	Yahrの重症度分類	機能的バランス指標	Dynamometry
職業	Hugh-Jonesの呼吸困難度分類	SIAS	VAS
臨床症候	Borg Scale（RPE）	日整会の各評価尺度	10m最大歩行速度
臨床徴候	要介護度	Barthel Index	6MD
（反射反応検査	Zancolliの分類	FIM	PCI
など）	Frankelの分類	老研式活動能力指標	PWC
		新版S・M式社会	片足立ち保持時間
		生活能力検査	Timed "Up and Go" Test
		SIP	Functional Reach Test
		SF-36	重心動揺計検査データ
			呼吸機能検査データ
			EMG検査データ

*厳密には順序尺度に分類されるべき項目も，便宜的に感覚尺度に含めている．
（小林武：理学療法領域における統計解析法の選択．理学療法の歩み16: 25-36, 2005より引用）

文献 1）狩野裕：AMOS, EQS, LISRELによるグラフィカル多変量解析―目で見る共分散構造分析 増補版．現代数学社，2007．
2）小林武：理学療法領域における統計解析法の選択．理学療法の歩み16: 25-36, 2005．

2 効果判定

■ パラメトリック検定

系列依存性（自己相関）

Point

- 得られたデータに対して t 検定や分散分析のようなパラメトリック検定を用いる場合，事前に系列依存性がないことを確認しておかなければならない（なぜならパラメトリック検定は，系列依存性がないことを前提としているため）．
- 系列依存性がないデータとは，ベースライン期や介入期の各々のデータ間に，相関関係がない（独立している）ということである．
- 系列依存性の程度は，データの自己相関を調べることで判断できる [1]．
- 自己相関の有無は目視では見抜けない．

自己相関の算出方法

　ベースライン期と介入期のそれぞれにおいて，自己相関を算出する必要がある．自己相関の算出方法はいくつかあるが，通常，1 次の自己相関（別名：Lag1）を算出することが多い．1 次の自己相関は，時系列データ $\{x(1), x(2), x(3) \cdots x(t)\}$ において，以下の式で算出できる．

$$自己相関（\gamma） = \frac{\{x(1) - \bar{x}\} \cdot \{x(2) - \bar{x}\} + \cdots + \{x(t-1) - \bar{x}\} \cdot \{(x(t) - \bar{x}\}}{\{x(1) - \bar{x}\}^2 + \{x(2) - \bar{x}\}^2 \ldots \{x(t) - \bar{x}\}^2}$$

演習 4　次のデータで自己相関を算出してみよう！

➡ 使用するデータ：Data2

手順　**手計算**　**自己相関**

① Data2（5 回分のベースライン期〈A 期〉のみ）を用意する．

	A	B	C
1	ベースライン期（t）	成果指標	成果指標と平均値の差
2	1	80	0.2
3	2	78	-1.8
4	3	79	-0.8
5	4	82	2.2
6	5	80	0.2
7	平均値	79.8	

②自己相関の式に従い算出する．計算が煩雑になるため，分母と分子に分けて計算する．

分子 $\{x(1)-\bar{x}\}\cdot\{x(2)-\bar{x}\}+\cdots+\{x(t-1)-\bar{x}\}\cdot\{x(t)-\bar{x}\}$

$= \{0.2\times(-1.8)\}+\{(-1.8)\times(-0.8)\}\cdots+\{(2.2)\times(0.2)\}$

$= -0.24$

分母 $\{x(1)-\bar{x}\}^2+\{x(2)-\bar{x}\}^2\ldots\{x(t)-\bar{x}\}^2$

$= 0.2^2+(-1.8)^2+\cdots0.2^2$

$= 8.8$

自己相関 $(\gamma) = -0.24/8.8$

$= -0.027272727$

③自己相関が算出されれば，次の表を用いて解釈する．

自己相関 (γ)	解釈	
$-0.8 < \gamma \leqq -0.6$	かなりの負の相関がある	
$-0.6 < \gamma \leqq -0.4$	やや負の相関がある	
$-0.4 < \gamma \leqq -0.2$	弱い相関がある	
$-0.2 < \gamma < 0.2$	ほとんど相関はない	←パラメトリック検定適用可能
$0.2 \leqq \gamma < 0.4$	弱い正の相関がある	
$0.4 \leqq \gamma < 0.6$	やや正の相関がある	
$0.6 \leqq \gamma < 0.8$	かなりの正の相関がある	

　自己相関が ± 0.2 の範囲内であれば，臨床上は系列依存性がないと判断している．なお，± 0.2 は自己相関の有意性を評価する閾値ではなく，便宜的な数値であることに注意が必要である[2]．

　今回の Data2 の場合，自己相関は約 -0.03（± 0.2 内の範囲内）であるため，系列依存性はないと判断される．今回は例示していないが，ベースライン期だけでなく，介入期においても同様に自己相関を算出して，系列依存性がないことを確認する必要がある．

2 効果判定

手順　Excel　自己相関

① Data2（5回分のベースライン期〈A期〉のみ）を用意する.

	A	B	C
1	ベースライン期（t）	成果指標	成果指標と平均値の差
2	1	80	0.2
3	2	78	-1.8
4	3	79	-0.8
5	4	82	2.2
6	5	80	0.2
7	平均値	79.8	

②自己相関の式に従い算出する.〈手計算〉と同様に分子と分母に分けて計算する. 計算する際は, SUMPRODUCT 関数と SUMSQ 関数を使用する. 上記の例であれば, 分子を算出したいセル上に「=SUMPRODUCT(C2:C5,C3:C6)」と入力すると, 次の式の結果が算出される.

分子　$\{x(1)-\bar{x}\}\cdot\{x(2)-\bar{x}\}+\cdots+\{x(t-1)-\bar{x}\}\cdot\{(x(t)-\bar{x}\}$

　　　$=-0.24$

分母を算出したいセル上に「=SUMSQ(C2:C6)」と入力すると, 次の式の結果が算出される.

分母　$\{x(1)-\bar{x}\}^2+\{x(2)-\bar{x}\}^2...\{x(t)-\bar{x}\}^2$

　　　$=8.8$

③分子と分母が算出されれば, あとは〈手計算〉と同様に自己相関が算出できる.

手順　R　自己相関

① acf 関数を使用することで, 自己相関が算出できる.

Console 画面に以下のように入力する.

```
> x <- c(80,78,79,82,80)
> acf(x, plot=F)
```

1行目は, c関数を用いてベースライン期のデータからベクトルを作成し, xに格納している. ここでは Data2 の成果指標と同じ値を入力した. なお, ベクトルとは, 同じ型のデータ（80, 78, 79, 82, 80）をまとめることを意味している.

2行目は，acf関数にxを格納し，自己相関を算出している．plot=Fは作図の有無を指示しており，ここではF（falseの略）で作図しないことを指示している．

②結果をみると，Lag1〜4の自己相関が算出されていることがわかる．

```
Autocorrelations of series 'x' by lag
     0       1       2       3       4
 1.000  -0.027  -0.486   0.009   0.005
```

③さらに，acf(x)を入力すると，下図のようなコレログラム（自己相関の推移をグラフ化したもの）を算出できる．

```
> acf(x)
```

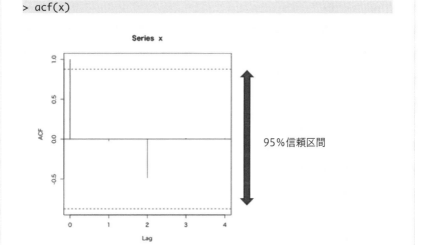

点線（R上では青色）はLagの自己相関が0であるという帰無仮説に対しての95％信頼区間を示している．つまり，上下端の点線内であれば，自己相関はないと判断できる．今回の場合，Lag1〜4のすべての自己相関は点線内に留まっているため，自己相関はないと判断できる．

　以上のように，Rでは acf 関数を用いて自己相関を求めることができるが，Ljung-Box（リュングボックス）を用いて自己相関の有無を判断することもできる．この場合，帰無仮説は，「自己相関関係を有していない」である．

| 演習5 | 次のデータで Ljung-Box 検定をやってみよう！ |

➡ 使用するデータ：Data2

手順　R　**Ljung-Box 検定**

①**Box.test 関数**を使用することで，Ljung-Box 検定を行うことができる．Console 画面に以下のように入力する．

```
> x <- c(80, 78, 79, 82, 80)
> Box.test(x, lag=1, type="L")
```

1 行目は，**c 関数**を用いてベースライン期のデータ（Data2 の成果指標と同じ値）からベクトルを作成し，x に格納している．

2 行目は，**Box.test 関数**に x を格納し，**lag=1** で検定の対象の自己相関は 1 次とし，**type="L"** で検定の種別を Ljung-Box に指定している．

②結果をみると，p 値が 0.9357（p > 0.05）となり，自己相関がみられないと判断される．

```
        Box-Ljung test

 data:  x
 X-squared= 0.0065083, df = 1, p-value = 0.9357
```

文献　1)　Kazdin AE: Single-case research designs: Methods for clinical and applied settings (2nd ed). Oxford Univ Pr, 2010.

2)　塩見正衛，他：自己相関があるデータの解析はどのように行うか．日本草地学会誌 63, 23-27, 2017.

正規性

- 正規性を確認するには，目視で行うか，Shapiro-Wilk（シャピロ・ウィルク）検定を用いる．
- サンプルサイズが小さい場合は，正規性の確認が十分に行えない．

　取り扱うデータが比率尺度か間隔尺度の場合，各期のデータの分布状況を確認しなければならない．また，t 検定や分散分析を用いる場合，データが正規分布でなければならない．

　正規分布とは，データの分布が単一山型で左右対称の釣鐘型の形状を指す．なお，正規分布の場合，平均値，中央値，最頻値は近値となる．

　正規分布の調べ方は種々あるが，代表的な方法として次の 2 種類がある．

　①正規分布を描き目視で確認する

　②統計的手法を用いる

以下に，それぞれの方法を解説する．

演習6 　次のデータで正規分布をやってみよう！

→使用するデータ：Data3

手順 Excel **正規分布**

① Data3（15 回分の介入期〈B 期〉のみ）を用意する．

②平均値（=AVERAGE(B2:B16)）と標準偏差（=STDEV.S(B2:B16)）を算出する（Data3 ではセル B17 とセル B18 に算出済み）．

	A	B
1	B期	成果指標
2	1	100
3	2	105
4	3	105
5	4	110
6	5	110
7	6	110
8	7	115
9	8	115
10	9	115
11	10	120
12	11	120
13	12	125
14	13	113
15	14	113
16	15	113
17	平均値	112.6
18	標準偏差	6.41

③成果指標を昇順に並び替えた後（上段が最小値，下段が最大値），「**NORM. DIST 関数**」を用いて，15 回分の正規分布の確率を算出する．

下の図では，まずセル B1 ～ B16 をセル D1 ～ D16 にコピーし，次にセル D2 ～ D16 を選択してから，リボンの「**並べ替え**」→「**昇順**」を選び，成果指標を昇順に並び替えている．その後，E1 に「**正規分布の確率**」，E2 ～ E16 の各セルに「**=NORM.DIST（その回の成果指標，平均値，標準偏差，）**」を入力して，正規分布の確率の値を算出しようとしている．

セル E2 であれば，その回の成果指標は D2，平均値は B17，標準偏差は B18 となり，「**=NORM.DIST(D2,\$B\$17,\$B\$18,)**」と入力する．

Note リボンとは，Excel 画面上方の帯状のメニュー部分のことである．

NORM.DIS	✕ ✓ fx	=NORM.DIST(D2,\$B\$17,\$B\$18,)			
	A	B	C	D	E	F
1	B期	成果指標		成果指標	正規分布の確率	
2	1	100		100	=NORM.DIST(D2,\$B\$17,\$B\$18,)	
3	2	105		105		
4	3	105		105		
5	4	110		110		
6	5	110		110		
7	6	110		110		
8	7	115		113		
9	8	115		113		
10	9	115		113		
11	10	120		115		
12	11	120		115		
13	12	125		115		
14	13	113		120		
15	14	113		120		
16	15	113		125		
17	平均値	112.6				
18	標準偏差	6.41				

Note NORM.DIST の括弧内の標準偏差の後に「，」を忘れないように注意してほしい．また，平均値と標準偏差のセルを指定する際に，行番号・列番号の冒頭に \$ を入力すると，参照先が固定され，オートフィル機能を有効に使える．
オートフィル機能とは，数値を含むセルの中身を連続入力することができる機能のことである．

④「昇順に並び替えた成果指標」（D 列）と「正規分布の確率」（E 列）のセル（D1 から E16）を選択し，リボンの「**挿入**」→「**グラフ**」→「**散布図の平滑線**」を選択すれば，正規分布が描画される．なお，X 軸は成果指標の範囲，Y 軸は確立密度関数の値を示しており，043 頁の図の Y 軸の目盛は 95 から 130 の範囲に設定し直している．

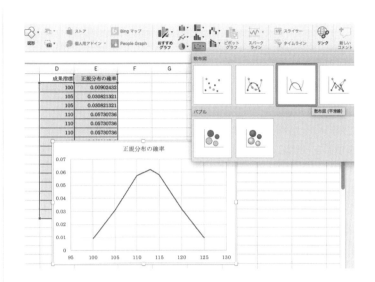

⑤あわせて，中央値（MEDIAN 関数），最頻値（MODE 関数）を算出し，平均値と近値であるか確認する．

任意のセルに「=MEDIAN(B2:B16)」と入力すれば中央値が，「=MODE(B2:B16)」と入力すれば最頻値が算出できる．

今回のデータでは，平均値 = 112.6，中央値 = 113，最頻値 = 110，と近値になっており，データの分布が単一山型で左右対称の釣鐘型の形状を示していることから，正規分布と判断できる．

　実際は各期ともに 20 程度の小さいサンプルサイズでは，正規分布やヒストグラムを作成しても釣り鐘型に分布していることはなかなか観察できない．

　そのため，実践的な基準として，歪度が 2 以上あるいは尖度が 7 以上[1,2]，あるいは得られたデータが正の値しか取らない場合は，平均が標準偏差の 2 倍より大きい[3] などの正規分布の乖離条件を満たさない場合は，正規分布として扱う立場もある．

Words　**歪度**（わいど）：分布が正規分布からどれだけ歪んでいるかを表す指標のこと．
Excel の SKEW 関数で算出できる．
尖度（せんど）：分布が正規分布からどれだけ尖っているかを表す指標のこと．
Excel の KURT 関数で算出できる．

また，パラメトリック検定は，頑健性（正規分布に従うという検定の前提条件を厳密に満たさなくても，妥当な結果が得られるという性質）をもっているため，正規性に対して厳密でなくてもよいといった意見[4]や，各期 20 以上のサンプルサイズがあれば中心極限定理を採用して，正規分布としてみなすこともある．

Words **中心極限定理**：母集団の確率分布によらずサンプルサイズが十分に大きければ（通常 n ≧ 20），和や標本平均の分布が正規分布に従うと仮定すること．

手順 R **正規分布**

① Console 画面に以下のように入力する．

```
> x <- c(100,105,105,110,110,110,115,115,115,120,120,125,113,113,113)
> hist(x, freq=FALSE)
> lines(density(x), col="orange", lwd=2)
> abline(v=mean(x), col="red")
> abline(v=median(x), col="blue")
```

1 行目は，c 関数を用いて B 期のデータ（Data3 の成果指標と同じ値）からベクトルを作成し，x に格納している．

2 行目は，hist 関数に x を格納し，ヒストグラムを描いている．なお，freq=FALSE と指定することで，ヒストグラムの縦軸を確率密度に設定している．

3 〜 5 行目は，ヒストグラム上に密度分布推定と平均値と中央値を描写している．まず line 関数で密度分布の推定（density(x)）を orange（オレンジ色）で描いている．なお col は線の色，lwd は線の太さを指定している．abline 関数では，平均値（mean(x)）を red（赤色）で，中央値（median(x)）を blue（青色）で表示するように指定している．

②ヒストグラム上に正規分布が描写される.

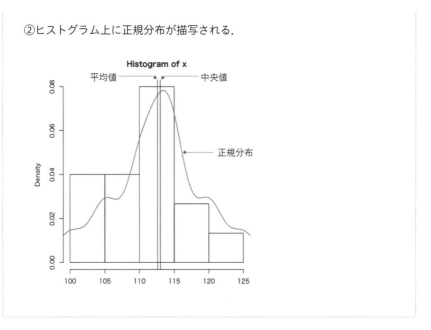

　統計的手法として Shapiro-Wilk 検定や Kolmogorov-Smirnov（コルモゴロフ－スミルノフ）検定などがあるが，データ数が少ない場合は，Shapiro-Wilk 検定が主に使用される．以下に Shapiro-Wilk 検定を行う方法を示す．

手順　R　**Shapiro-Wilk 検定**

① Console 画面に以下のように入力する.

```
> x <- c(100,105,105,110,110,110,115,115,115,120,120,125,113,113,113)
> shapiro.test(x)
```

1 行目は，**c 関数**を用いて B 期のデータ（Data3 の成果指標と同じ値）からベクトルを作成し，x に格納している.

2 行目は，**shapiro.test 関数**に x を格納し，Shapiro-Wilk 検定を実施している.

②以下の結果が出力される.

```
        Shapiro-Wilk normality test
 data: x
 W = 0.97008, p-value = 0.8592
```

この結果をみると，p = 0.8592（p > 0.05）となり，B 期のデータが正規分

布であると判断される（p 値が 0.05 より小さければ，正規分布ではないと判断される）．なお，出力結果の W は正規分布の程度を示しており，最大値 1 で完全な正規分布を，値が小さい場合は正規分布ではないことを指している．

　R ではサンプルサイズが 3 以上であれば，Shapiro-Wilk 検定を実施することは可能である．しかし，Shapiro-Wilk 検定では帰無仮説（データが正規分布に従う）が棄却されなければ正規性を支持するといった考え方のため，小さいサンプルサイズでの統計的手法の使用では，たとえ有意な p 値が得られたとしても解釈をする際は注意を要する．また，正規分布の確認は目視だけで十分であるといった見解[5]や，統計的手法の使用を推奨する立場[6]もあることに注意を要する．

文献　1） West SG, et al: Structural equation models with nonnormal variables: problems and remedies. Structural equation modeling: concepts, isuues and applications. ed by Hoyle RH, et al, ed. Newbury Park, 1995, 56-75.

　　　2） Kim HY: Statistical notes for clinical researchers: assessing normal distribution (2) using skewness and kurtosis. Restor Dent Endod 38: 52-54, 2013.

　　　3） 丹後俊郎：統計学のセンス―デザインする視点・データを見る目―，朝倉書店，1998.

　　　4） 対馬栄輝：理学療法研究におけるデータ解析の誤り．理学療法学 40: 549-552, 2013.

　　　5） 井上永介：第 1 回 調査と記述統計―正規分布かどうか心配．小児内科 48: 633-637, 2016.

　　　6） 対馬栄輝：理学療法における臨床・研究のためのデータ解析 1）．理学療法京都 40: 48-52, 2011.

t 検定

Point

- AB デザインのように，A 期と B 期の 2 群間の平均値の比較のときは，t 検定を用いる．
- 通常，2 群間の比較では対応のある t 検定が使用されるが，両群のサンプルサイズが異なる場合は，対応のない t 検定である Welch（ウェルチ）の検定を推奨する立場がある．

　各期の成果指標が量的データであり，系列依存性が認められず，正規分布が認められたならば，パラメトリック検定が使用できる．ABデザインのように2群間の平均値の比較であれば，t検定を用いる．

　なお，t検定を用いる場合，対応のあるt検定と対応のないt検定のどちらかを選定しなければならない．対応のあるt検定は同一人物に対してデータを比較したい場合に用い，対応のないt検定は違う対象者同士のデータを比較したい場合に用いる．シングルケースデザインの場合には，同一人物に対してA期とB期のデータを採取するため，A期とB期の比較のために対応のあるt検定を使用する．しかし，各期のサンプルサイズが異なる場合にはサンプルの大きさに関係なく等分散性の仮定に影響を与えるため[1]，常に対応のないt検定（Welchのt検定）の使用を推奨する立場もある（表1）．

表1　t検定の使用における前提条件

検定方法	正規性	等分散性
Studentのt検定	必　要	必　要
Welchのt検定*	必　要	不　要

*等分散性がみられても使用できる

　正規性とは，先述したように，A期とB期のそれぞれのデータが，平均値と最頻値と中央値が近値となり，平均値を中心にして左右対称の形となっているデータを意味している（「正規性」の項参照）．また等分散性とは，A期とB期のデータのちらばり具合が等しいことを意味している（図1 ☞ 048頁）．

　なお，t検定を行う前に各期の等分散性を確かめる方法として，F検定がある．ただし，F検定では各期のサンプルサイズが30にも満たない少数の場合は，検定の正当性がなくなるとの指摘があるので注意したい[2]．

　また，等分散性の検定にあたっては，多重性の問題があることにも注意したい．多重性の問題とは，検定を複数回実施すると第一種の過誤（本当は差がないのに差があるという結果が生じてしまう）が増大し検定結果が有意になりやすくなってしまうことである．例えば，ABデザインの場合，各期の等分散性をF検定で確認してからt検定を使用すると，検定を2回使用することになってしまう．そのため，母分散が未知の状態で，等分散かどうかを検定で判断することについては賛否両論がある．

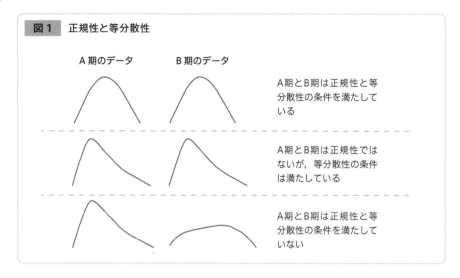

図1 正規性と等分散性

A期のデータ　　　B期のデータ

A期とB期は正規性と等分散性の条件を満たしている

A期とB期は正規性ではないが，等分散性の条件は満たしている

A期とB期は正規性と等分散性の条件を満たしていない

多重性の問題を指摘する立場では，t検定を使用する場合には2段階検定を行わず，常にWelch検定の使用を推奨している[3]．一方，多重性の問題を許容する立場では，t検定の前のF検定の使用については，検定の指向するところがまったく異なるとの考え方から例外的に捉え使用を認めている[4]．

演習7　次のデータでt検定をやってみよう！

手順　R　t検定（Welch検定）

ABデザインのデータ（各期8ずつ）に対して検定を行う．

① Console画面に以下のように入力する.

```
> x = c(10,15,14,15,18,19,20,15)
> y = c(100,105,111,105,108,109,110,114)
> t.test(x, y, var.equal=F)
```

1行目は，c関数を用いてA期のデータからベクトルを作成し，xに格納している．

2行目は，c関数を用いてB期のデータからベクトルを作成し，yに格納している．

3行目は，**t.test 関数**に x と y を格納し，Welch 検定を実行している．なお，**var.equal=F** は等分散性を仮定しないことを示している．

②結果をみると，p = 6.093e-16（p < 0.05）となり，A 期と B 期で有意な差がみられている．

```
        Welch Two Sample t-test

 data: x and y
 t = -48.321, df = 12.875, p-value = 6.093e-16
 alternative hypothesis: true difference in means is not equal to 0
 95 percent confidence interval:
  -96.11728 -87.88272
 sample estimates:
 mean of x mean of y
     15.75     107.75
```

なお，6.093e-16 は指数表記で「6.093×10^{-16}」を示しており，以下の **options 関数**を使用すれば，元の数値に変換される．

Note **scipen** は指数表記にするか否かの閾値を指定する．100 を指定することが多い．

```
> options(scipen=100)
> 6.093e-16
 [1] 0.0000000000000006093
```

文献 1）Hornsell G: The effect of unequal group variances on the F test for the homogeneity of group means. Biometrika 40: 128-136, 1953.
2）池田郁男：統計検定を理解せずに使っている人のために II．化学と生物 51: 408-417, 2013.
3）Ruxton GD: The unequal variance t-test is an underused alternative to Student's t-test and the Mann-Whitney U test. Behavioral Ecology 17: 688-690, 2006.
4）足立堅一：らくらく生物統計学．中山書店，1998.

2 効果判定

分散分析, 多重比較

Point

- ABA デザインのように, 3 群間以上の平均値の比較のときは, 分散分析を用いる.
- 対応ありのときは繰り返しありの分散分析, 対応なしのときは繰り返しなしの分散分析を用いる.
- 分散分析とは, 群によって平均値に差があるかどうかを調べる手法であり, どことどこの群に差があるかはわからない.
- 多重比較とは, どことどこの群に差があるかを調べる手法であり, Bonferroni (ボンフェローニ), Holm (ホルム), Tukey (チューキー), Scheffe (シェッフェ) などの様々な手法がある.

Words 繰り返しありの分散分析：各水準の組み合わせを r 回ずつ繰り返し行う実験のことである.
繰り返しなしの分散分析：各水準の組み合わせをそれぞれ 1 回ずつ行う実験のことである.

　各期の成果指標が量的データであり, 系列依存性が認められず, 正規分布が認められたならば, パラメトリック検定が使用できる.

　ABA デザインのように 3 群間以上の平均値の比較であれば分散分析や多重比較を用いる. 分散分析とは, 群によって平均値に差があるかどうかを調べる手法であり, どことどこの群に差があるかはわからない. 多重比較は, どことどこの群に差があるかを調べる手法であり, Bonferroni, Holm, Tukey, Scheffe などの様々な手法がある. Scheffe 法を用いる場合は分散分析とセットで使用しなければならないが, その他の多重比較であれば, 分散分析を併用せず単独で使用してもよい.

　分散分析は, 観測値の独立性 (系列依存性がないか), 正規性, 等分散性の前提が必要となる. 事前に等分散かどうか確かめる方法として, Bartlett (バートレット) 検定と Levene (ルビーン) 検定があるが, 多重性の問題が生じてしまうことも注意しておく必要がある (「t 検定」の項参照☞ 046 頁).

　また, 対応ありのデータのときは球面性の前提がさらに十分条件とされている (必要条件ではない). 球面性の前提とは, 各水準間の差の分散 (データのち

050

らばり具合）が等しいことであり，例えば ABA デザインの場合には，A-B, B-A',
A'-A という 3 つの差得点の分散が等しいというものである．そのため，対応あ
りの繰り返しありの分散分析を導入する場合は，球面性の前提も考慮しておく
必要がある．また，多重比較においても，Tukey，Scheffe 法などは，正規性と等
分散性の前提が必要となることに注意したい．なお，各期のサンプルサイズが
異なっても分散分析や多重比較を行うことはできるが，前提条件を満たすため
にも各期のサンプル数が同等になることが望ましい．

Note　対応なしのデータに多重比較を用いる際は，手法によっては各期のサンプルサイズ
が同等でなくてもよい．

演習 8　次のデータで分散分析をやってみよう！

➡使用するデータ：Data4

手順　R　繰り返しありの分散分析

ABA デザインのデータ（各期 10 ずつ，下図参照）に対して行う．このデータは
Data4 である．

	A	B	C
1	A	B	C
2	50	92	52
3	52	98	54
4	48	80	49
5	65	100	66
6	56	98	56
7	55	99	53
8	54	89	54
9	57	102	56
10	46	103	46
11	57	105	55

① Console 画面に以下のように入力する．

```
> va <- c(50,52,48,65,56,55,54,57,46,57)
> vb <- c(92,98,80,100,98,99,89,102,103,105)
> vc <- c(52,54,49,66,56,53,54,56,46,55)
> y <- c(va, vb, vc)
> A <- factor(c(rep("va", 10), rep("vb", 10), rep("vc", 10)))
> No <- factor(rep(1:10, 3))
> ww <- data.frame(A, No, y)
```

```
> ww
```

1 行目は，c 関数を用いて A 期のデータからベクトルを作成し，va に格納している．

2 行目は，c 関数を用いて B 期のデータからベクトルを作成し，vb に格納している．

3 行目は，c 関数を用いて A' 期のデータからベクトルを作成し，vc に格納している．

4 行目は，c 関数を用いて，va，vb，vc からベクトルを作成し，y に格納している．y には A 期，B 期，A' 期のデータが順に並んで格納されたことになる．

5 行目は，factor 関数を用いて，y の個々のデータに対応するグループ名（ここでは A 期を va，B 期を vb，A' 期を vc としている）を因子型のデータとして作成し，A に格納している．まず，rep 関数で（rep は repeat の略），期名（va，vb，vc）を 10 回繰り返したベクトルをそれぞれ作成し，さらに c 関数でそれらのベクトルから 1 つのベクトルを作成し，最後に factor 関数で因子型のデータに変換している．よって A には，va, va, va……, vb, vb, vb……, vc, vc, vc……と，va，vb，vc がそれぞれ 10 個ずつ factor（因子）型として格納されている．

6 行目は，factor 関数を用いて，y の個々のデータに対応する試行回数を因子型のデータとして作成し，No に格納している．rep(1:10,3) は，1 から 10 までの数値を 3 回繰り返すことを示している．よって No には，1, 2, 3……8, 9, 10, 1, 2, 3……8, 9, 10, 1, 2, 3……8, 9, 10 と，それぞれの期における試行回数が格納されている．

7 行目は，data.frame 関数を用いて，A，No，y からデータフレームを作成し，ww に格納している．

> Note データフレームとは異なる型（数値型，文字型など）のベクトルを 1 つにまとめた二次元配列で，データフレームに変換することで統計解析が行いやすくなる．

8 行目は作成されたデータフレーム ww の中身を確認している．次のように出力される．

```
    A No   y
1  va  1  50
2  va  2  52
3  va  3  48
```

```
4  va  4   65
5  va  5   56
6  va  6   55
7  va  7   54
8  va  8   57
9  va  9   46
10 va 10   57
11 vb  1   92
12 vb  2   98
13 vb  3   80
14 vb  4  100
15 vb  5   98
16 vb  6   99
17 vb  7   89
18 vb  8  102
19 vb  9  103
20 vb 10  105
21 vc  1   52
22 vc  2   54
23 vc  3   49
24 vc  4   66
25 vc  5   56
26 vc  6   53
27 vc  7   54
28 vc  8   56
29 vc  9   46
30 vc 10   55
```

全体で 30 のデータがあり，A 期（va），B 期（vb），A' 期（vc）のデータが期ごとに試行回数順（10 回）に並んでいることがわかる．

②さらに Console 画面に次のように入力する．

```
> summary(aov(y~A+No, ww))
```

summary 関数で aov 関数の結果を要約して表示させている．

aov 関数で「繰り返しありの分散分析」を実行しており，関数の書式は，**aov（従属変数 ~ 独立変数 1＋独立変数 2, データフレーム）**である．ここでは，従属変数に y，独立変数 1 に A，独立変数 2 に No，データフレームに ww を指定している．今回は繰り返しありの分散分析のため，同一の対象者に対して繰り返し行った試行回数（No）を独立変数 2 として aov 関数に格納している．

③結果をみると，p 値が 1.26e-14（$p < 0.05$）となり，有意差がみられている．

```
            Df   Sum Sq   Mean Sq   F value    Pr(>F)
A            2    12070      6035   306.347   1.26e-14   ***
No           9      673        75     3.794   0.00774    **
Residuals   18      355        20
---
Signif. codes:  0 '***' 0.001 '**' 0.01 '*' 0.05 '.' 0.1 ' ' 1
```

| 手順 | R | 繰り返しなしの分散分析 |

ABA デザインのデータ（各期 10 ずつ，繰り返しありの分散分析と同じ値）に対して行う．

① Console 画面に以下のように入力し，繰り返しありの分散分析と同様に手順を進める．

```
> va <- c(50,52,48,65,56,55,54,57,46,57)
> vb <- c(92,98,80,100,98,99,89,102,103,105)
> vc <- c(52,54,49,66,56,53,54,56,46,55)
> w <- data.frame(A=factor(c(rep("va",10), rep("vb",10),    ➡
  rep("vc",10))), y=c(va, vb, vc))
> summary(aov(y~A, data=w))
```

Note ここでは，data.frame 関数の引数の中で，一気に変数（A，No，y）への格納も行っている．

5 行目の aov 関数では，繰り返しなしの分散分析を実行しており，関数の書式は，**aov（従属変数 ~ 独立変数）**である．従属変数が y，独立変数が A となる．

②結果をみると，p 値が 1.19e-15（$p < 0.05$）となり，有意差がみられている．

```
           Df   Sum Sq   Mean Sq   F value    Pr(>F)
A           2    12070      6035     158.6   1.19e-15   ***
Residuals  27     1027        38
---
Signif. codes: 0 '***' 0.001 '**' 0.01 '*' 0.05 '.' 0.1 ' ' 1
```

演習 9　次のデータで多重比較をやってみよう!

手順　R　Bonferroni 検定

ABA デザインのデータ（各期 10 ずつ）に対して行う.

①Console 画面に以下のように入力する.

```
> vx = c(50,52,48,65,56,55,54,57,46,57,92,98,80,100,98,99, →
  89,102,103,105,52,54,49,66,56,53,54, 56,46,55)
> vy = factor(rep(c("A", "B", "C"), c(10, 10, 10)))
> pairwise.t.test(vx, vy, paired=T, p.adjust="bonferroni")
```

1 行目は, c 関数を用いて ABA デザインのすべてのデータを vx に格納している.

Note　演習 8 では va, vb, vc に変数を分けてデータを入力していたが, 今回のように, 1 つの変数に一気にデータを入力してもよい.

2 行目は, factor 関数を用いて, vx の個々のデータに対応するグループ名（ここでは A 期を A, B 期を B, A'期を C としている）を因子型のデータとして作成し, vy に格納している. よって vy には, A, A, A……, B, B, B……, C, C, C ……と, A, B, C がそれぞれ 10 個ずつ factor（因子）型として格納されている.

3 行目は, pairwise.t.test 関数で Bonferroni 検定を実行している. pairwise.t.tset 関数の書式は pairwise.t.test(検定対象のデータ, データのグループの種類, 対応あり・なしの指定, 検定の種類) である. ここでは, 検定対象のデータに vx, データのグループの種類に vy, paired=T で対応あり, p.adjust="bonferroni" でボンフェローニ検定を指定している. なお paired=F とすると対応なしとなる.

②結果をみると，A 期と B 期の p 値が 5.8e-08，B 期と C 期の p 値が 1.1e-07
（p < 0.01）であり，有意差がみられている．

```
    Pairwise comparisons using paired t tests

data:  vx and vy

  A       B
B 5.8e-08 -
C 1       1.1e-07

P value adjustment method: bonferroni
```

手順　R　**Holm 検定**

Bonferroni 検定の演習に続いて，Console 画面に以下のように入力すると
Holm 検定が実行できる．

```
> pairwise.t.test(vx, vy, paired=T, p.adjust="holm")
    Pairwise comparisons using paired t tests

data:  vx and vy

  A       B
B 5.8e-08 -
C 0.83    7.5e-08

P value adjustment method: holm.
```

演習 10　次のデータで等分散性を確認してみよう！

手順　R　**Bartlett 検定**

ABA デザインのデータ（各期 10 ずつ）に対して行う．

① Console 画面に以下のように入力する．

```
> va = c(50,52,48,65,56,55,54,57,46,57)
> vb = c(92,98,80,100,98,99,89,102,103,105)
> vc = c(52,54,49,66,56,53,54,56,46,55)
> x <- list(va, vb, vc)
```

```
> bartlett.test(x)
```

1行目は，**c関数**を用いてA期のデータからベクトルを作成しvaに格納している．

2行目は，**c関数**を用いてB期のデータからベクトルを作成しvbに格納している．

3行目は，**c関数**を用いてA'期のデータからベクトルを作成しvcに格納している．

4行目は，**list関数**を用いてva，vb，vcのベクトルからリストを作成し，xに格納している．

> **Note** リストはRにおけるデータの種類の1つで，複数個の異なる構造のデータを集めて1つのデータにしたものである．

5行目は，**bartlett.test関数**にxを格納しBartlett検定を実行している．

②結果をみると，p値が0.4693（p > 0.05）となり，等分散性があると判断される．

```
        Bartlett test of homogeneity of variances

 data:  x
 Bartlett's K-squared = 1.513, df = 2, p-value = 0.4693
```

手順 R **Levene 検定**

① Console画面に以下のように入力する．

```
> install.packages("lawstat")
```
```
> library("lawstat")
```

1行目は，**lawstatパッケージ**[1]のインストールをしている．このパッケージでLevene検定を行うことができる．

> **Note** パッケージはインターネットに接続してインストールする形になるので注意されたい．また，1行目を入力して実行すると，パッケージのインストール状況等がコンソール画面に出力される（ここでは省略した）．

2行目は，**lawstatパッケージ**を読み込んでいる．

②次に，以下のように入力する．

```
> vx = c(50,52,48,65,56,55,54,57,46,57,92,98,80,100,98,99, ➡
```

```
  89,102,103,105,52,54,49,66,56,53,54,56,46,55)
> fx = factor(rep(c("A", "B", "C"),c(10,10,10)))
> levene.test(y=vx, group=fx)
```

1行目は，c関数を用いてABAデザインのすべてのデータからベクトルを作成し，vxに格納している．

2行目は，factor関数を用いて，vxの個々のデータに対応するグループ名（ここではA期をA，B期をB，A'期をCとしている）を因子型のデータとして作成し，fxに格納している．

3行目は，levene.test関数でLevene検定を実行している．levene関数の書式は，levene.test（従属変数，独立変数）である．ここでは従属変数にvxを，独立変数にfxを格納している．

③結果をみると，p値が0.628（p > 0.05）となり等分散性があると判断される．

```
        Modified robust Brown-Forsythe Levene-type test based
          on the absolute
        deviations from the median
   data:  vx
   Test Statistic = 0.47332, p-value = 0.628
```

井関[2]が作成した分散分析関数「ANOVA君」を使用すると，対応ありの繰り返しありの分散分析を行う際の十分条件である球面性の検定を実行できる．なお，検定の際の帰無仮説は「球面性の前提が成立する」である．

演習11　次のデータで球面性を確認してみよう！

➡使用するデータ：Data4

手順　R　球面性の検定

①下準備として，井関[2]のサイトから「anovakun_485.txt」ファイルをダウンロードし，事前にデスクトップ上に作成した「Rstudio（任意）」フォルダー内に保存する．

Note　フォルダー名は任意の名前でよい．ここでは「Rstudio」としている．詳細は101頁の「Rの基本的な使い方」を参照．

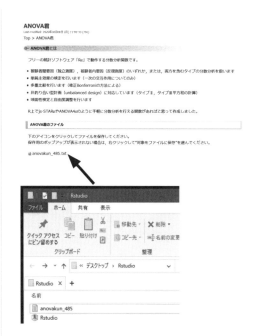

②解析したいデータを Excel ファイルに入力し，同じく「Rstudio」フォルダー
内に保存する.

ここでは，Data4 を使う．Data4 は図のように，A 期，B 期，A'期の 3 列で，
各期 10 個のデータとなるように入力してある（Excel のデータでは，A'期を
C としている）．ファイル名は「Data4」としているが，任意の名前でよい.

Note　手順③で Excel のファイルを読み込む関数を使うので，そのときにこのファイ
ル名を指定する.

	A	B	C
1	A	B	C
2	50	92	52
3	52	98	54
4	48	80	49
5	65	100	66
6	56	98	56
7	55	99	53
8	54	89	54
9	57	102	56
10	46	103	46
11	57	105	55

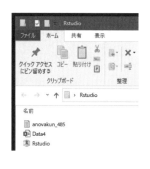

③以上の準備が整ったら，デスクトップ上の「Rstudio」フォルダーに収納され
ている「**Rstudio.Rproj**」をクリックし，Console 画面上に以下のように入力
する．

```
> install.packages("readxl")
> library("readxl")
> x<-read_excel("Data4.xlsx")
> x
```

1 行目は，**readxl パッケージ**[3] のインストールをしている．このパッケージは
Excel のファイル を R に読み込ませるパッケージである．

2 行目は，**readxl パッケージ**を読み込んでいる．

3 行目は，**read_excel 関数**を使って Excel で作成した「**Data4.xlsx**」のファイ
ルデータを読み込み，x に格納している．

4 行目は，x に格納されているデータを確認している．その出力結果は次の通
り．

```
# A tibble: 10 × 3
       A       B       C
   <dbl>   <dbl>   <dbl>
 1    50      92      52
 2    52      98      54
 3    48      80      49
 4    65     100      66
 5    56      98      56
 6    55      99      53
 7    54      89      54
 8    57     102      56
 9    46     103      46
10    57     105      55
```

④さらに，Console 画面に以下のように入力する．

```
> source("anovakun_485.txt")
> anovakun(x, "sA", 3, auto=T, eta=T)
```

1 行目は，**source 関数**で「**anovakun_485.txt**」を読み込んでいる．

2 行目は，**anovakun 関数**に x を格納し，球面性の検定を実行している．

なお，「"sA"」は一要因被検者内の型を示し，次の「3」は水準数を表している．オプション機能として，「**auto=T**」は結果が有意であった被験者内効果についての Greenhouse-Geisser の ε（イプシロン）による調整を示しており，「**eta=T**」が各変数の説明率を示している．詳細は井関のサイトを参照されたい．

⑤結果をみると，p 値が 0.0001（p < 0.05）となり球面性の前提が棄却されたことを示している．

```
<< SPHERICITY INDICES >>
== Mendoza's Multisample Sphericity Test and Epsilons ==
Effect Lambda approx.Chi df      p     LB     GG     HF     CM
     A 0.0000      19.4065  2  0.0001 ***0.5000 0.5231 0.5320 0.5000
                            LB = lower.bound, GG = Greenhouse-Geisser
                            HF = Huynh-Feldt-Lecoutre, CM = Chi-Muller
```
<kbd>Note</kbd>　上記の結果は anovakun 関数の出力結果の一部である．
出力結果には，様々なパラメータが算出されるが，<< SPHERICITY INDICES >> は球面性の検定を指しており，被験者内要因に対して分散が等しいかを検定している．p>0.05 なら分散が等しい（球面性の前提を満たしている）と判断する．また，== Mendoza's Multisample Sphericity Test and Epsilons == は球面性の検定の方法が Mendoza を使用していることを指し，分散が等しくなかった場合は自由度が調整され，その後の計算が行われている．詳細は成書を参照されたい．

　つまり，今回の結果から球面性の前提を満たしていないため，対応ありの繰り返しありの分散分析は勧められないということである．なお，LB，GG，HF，CM の４つの指標は球面性からの乖離の程度を示している（1 に近いほど球面性が成り立ち，0 に近いほど球面性から外れている）．

文献　1) Joseph LG, et al: lawstat: Tools for Biostatistics, Public Policy, and Law. R package version 3.4. https://CRAN.R-project.org/package=lawstat（2020 年 7 月 20 日アクセス）

　　　2) 井関龍太のページ：ANOVA 君．http://riseki.php.xdomain.jp/index.php?ANOVA 君（2020 年 7 月 20 日アクセス）

　　　3) Wickham H, et al: readxl: Read Excel Files. R package version 1.3.1. https://CRAN.R-project.org/package=readxl（2020 年 7 月 20 日アクセス）

2 効果判定

■ ノンパラメトリック検定

　データに系列依存性がみられた場合や正規性がみられなかった場合は，ノンパラメトリック検定を用いる．ノンパラメトリック検定には，次のものがある．
　　・2 群間の比較：Mann-Whitney（マン・ホイットニー）検定，Brunner-Munzel（ブルンナームンツェル）検定，並べ替え検定（Randomization 検定，Permutation 検定）
　　・3 群間以上の比較：Friedman（フリードマン）検定
　臨床家にとって Brunner-Munzel 検定や並べ替え検定には馴染みが少ないことが予想されるが，作業療法領域で扱う成果指標の多くは順序尺度以下であるため，これらの手法を学ぶことは重要である．

Mann-Whitney 検定，Brunner-Munzel 検定

`Point`

- 2 群間の比較のときは，Mann-Whitney 検定もしくは Brunner-Munzel 検定を用いる．
- 以下のいずれかのサンプル数がないと，Mann-Whitney 検定（危険率 5%）が実施できない[1]．
  ① A 期と B 期がともに 4 以上（n1 と n2 が ≧ 4）
  ② A 期が 3 以上かつ B 期が 5 以上（n1 ≧ 3 かつ n2 ≧ 5）
  ③ A 期が 2 以上かつ B 期が 8 以上（n1 ≧ 2 かつ n2 ≧ 8）
- サンプルサイズが 10 未満（A 期と B 期が 10 未満；n1，n2<10）の場合は，Brunner-Munzel 検定は勧められていない[2]．
- 極小のサンプルサイズに対しては「並べ替え Brunner-Munzel 検定」の使用を推奨する立場もあるが賛否両論がある[3,4]．

　Mann-Whitney 検定は，等分散性の前提がないと適切に算出されないとの報告がある（表 1）[5]．そのため，事前にデータの等分散性の有無を確認しなければならないが，F 検定などを使用してしまうと多重性の問題が生じてしまう（「t 検定」の項参照☞046 頁）．しかし，実際は等分散性の有無を確認しないまま Mann-Whitney 検定を多用していることが散見されている．また，Mann-Whitney 検定を使用するには，危険率 5% でベースライン期と介入期で必要なサンプルサイズがあることに注意したい．

表1 ノンパラメトリック検定の使用における前提条件

検定方法	正規性	等分散性
Mann-Whitney 検定	不 要	必 要
Brunner-Munzel 検定*	不 要	不 要

*等分散がみられても使用できる
（Fagerland MW, et al: Parametric methods outperformed non-parametric methods in comparisons of discrete numerical variables. BMC Med Res Methodol 11: 44-51, 2011 より改変引用）

　他方，等分散性の前提を必要としない検定方法として，Brunner-Munzel 検定がある．Brunner-Munzel 検定を使用するには，サンプルサイズが 10 以上（A 期と B 期がともに 10 以上〈n1，n2 ≧ 10〉）が推奨されている．極小のサンプルサイズに対しては，並べ替え Brunner-Munzel 検定という手法もあるが，使用にあたっては賛否両論がある．

演習 12 次のデータで Mann-Whitney 検定をやってみよう！

手順　R　**Mann-Whitney 検定**

AB デザインのデータ（各期 10 ずつ）に対して行う．

① Console 画面に以下のように入力する．

```
> x = c(50,52,48,65,56,55,54,57,46,57)
> y = c(92,98,80,100,98,99,89,102,103,105)
> wilcox.test(x, y)
```

1 行目は，**c 関数**を用いて A 期のデータからベクトルを作成し，x に格納している．

2 行目は，**c 関数**を用いて B 期のデータからベクトルを作成し，y に格納している．

3 行目は，**wilcox.test 関数**に，x と y を格納し，Mann-Whitney 検定を実行している．

②結果をみると，p 値が 0.0001806（p < 0.05）となり，A 期と B 期で有意な差がみられている．

```
        Wilcoxon rank sum test with continuity correction
data:  x and y
w = 0, p-value = 0.0001806
alternative hypothesis: true location shift is not equal to 0
```

演習 13　　次のデータで Brunner-Munzel 検定をやってみよう！

手順　R　Brunner-Munzel 検定

AB デザインのデータ（各期 10 ずつ）に対して行う．

① Console 画面に以下のように入力する．

```
> install.packages("brunnermunzel")
> library("brunnermunzel")
```

1 行目は，brunnermunzel パッケージ[6] のインストールをしている．このパッケージをインストールすることで Brunner-Munzel 検定が行える．

2 行目は，brunnermunzel パッケージを読み込んでいる．

②続いて以下のように入力する．

```
> x = c(50,52,48,65,56,55,54,57,46,57)
> y = c(92,98,80,100,98,99,89,102,103,105)
> brunnermunzel.test(x, y)
```

1 行目は，c 関数を用いて A 期のデータからベクトルを作成し，x に格納している．

2 行目は，c 関数を用いて B 期のデータからベクトルを作成し，y に格納している．

3 行目は，brunnermunzel.test 関数に，x と y を格納し，Brunner-Munzel 検定を実行している．

③結果をみると，p 値が 2.2e-16（p < 0.05）となり，A 期と B 期で有意な差が

みられている.

```
        Brunner-Munzel Test

data:    x and y
Brunner-Munzel Test Statistic = Inf, df = NaN, p-value < 2.2e-16
95 percent confidence interval:
 1 1
sample estimates:
P(X<Y)+.5*P(X=Y)
```

手順 R 並べ替え Brunner-Munzel 検定

AB デザインのデータ（各期 10 ずつ）に対して行う.

① Console 画面に以下のように入力する.

```
> install.packages("brunnermunzel")
> library("brunnermunzel")
```

1 行目は, brunnermunzel パッケージ[6] のインストールをしている.

2 行目は, brunnermunzel パッケージを読み込んでいる.

②続いて以下のように入力する.

```
> x = c(50,52,48,65,56,55,54,57,46,57)
> y = c(92,98,80,100,98,99,89,102,103,105)
> brunnermunzel.permutation.test(x, y)
```

1 行目は, c 関数を用いて A 期のデータからベクトルを作成し, x に格納している.

2 行目は, c 関数を用いて B 期のデータからベクトルを作成し, y に格納している.

3 行目は, brunnermunzel.permutation.test 関数に, x と y を格納し, 並べ替え Brunner-Munzel 検定を実行している.

③結果をみると, p 値が 1.083e-05 （p < 0.05）となり, A 期と B 期で有意な差がみられている.

```
        permuted Brunner-Munzel Test
```

```
data:       x and y
p-value = 1.083e-05
```

文献
1) 篠原鼎：良導絡のための統計学 (5). 日本良導絡自律神経学会雑誌 62: 143-163, 2017.
2) Brunner E, et al: The nonparametric Behrens- Fisher problem: asymptotic theory and a small-sample approximation. Biometrical J 42: 17-25, 2000.
3) Neubert K, et al: A studentized permutation test for the non-parametric Behrens-Fisher problem. Comput Stat Data Anal 51: 5192-5204, 2007.
4) Fagerland MW, et al: Parametric methods outperformed non-parametric methods in comparisons of discrete numerical variables. BMC Med Res Methodol 11: 44-51, 2011.
5) Fagerland MW, et al: The Wilcoxon-Mann-Whitney test under scrutiny. Statist Med 28: 1487-1497, 2009.
6) Ara T: brunnermunzel: (Permuted) Brunner-Munzel Test. R package version 1.4.1. https://CRAN.R-project.org/package=brunnermunzel（2020 年 7 月 20 日アクセス）

並べ替え検定（Randomization 検定，Permutation 検定）

Point

- Mann-Whitney 検定などのノンパラメトリック検定は，パラメトリック検定と同様に母集団の特定の確率分布を基に p 値を算出するのに対し，並べ替え検定は特定の分布を必要とせずに正確な p 値が算出できる．
- 並べ替え検定は，小さいサンプル数や外れ値が含まれる場合に適用される．

　並べ替え検定は 2 群の差を検定する際に用いられる手法である．具体的には，2 群それぞれのデータ数を固定したままでデータをランダムに入れ替え，その結果から統計値を算出しオリジナルの統計値と比較することで 2 つの集団に差があるかどうかを検定する（図1）[1].

　また，並び替え検定を妥当なものにするための条件が 1 つあり，どのように実験条件をランダムに振り分けるのか，その方法を事前に決めておかなければならない[2]. ランダムに振り分ける方法には，

①測定時期への処理のランダム振り分け

②介入ポイントのランダム振り分け

図1 並べ替え検定のイメージ

M は平均値，SD は標準偏差を示している．プールされる前の GroupA と B の差（M = 30.00）が，Group の割り付けによって偶然生じた差なのかどうかを，可能なすべてのランダム振り分けの組み合わせから検証している．

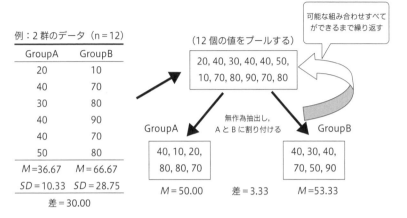

例：2群のデータ（n＝12）

GroupA	GroupB
20	10
40	70
30	80
40	90
40	70
50	80
M=36.67	M=66.67
SD=10.33	SD=28.75

差＝30.00

（12個の値をプールする）

20, 40, 30, 40, 40, 50,
10, 70, 80, 90, 70, 80

可能な組み合わせすべて
ができるまで繰り返す

無作為抽出し，
AとBに割り付ける

GroupA

40, 10, 20,
80, 80, 70

M = 50.00　　差 = 3.33　　GroupB

40, 30, 40,
70, 50, 90

M =53.33

（水本篤：サンプルサイズが小さい場合の統計的検定の比較—コーパス言語学・外国語教育学への適用—．統計数理研究所共同研究リポート238，言語コーパス分析における数理データの統計的処理手法の検討．2010．1-14 より引用）

③フェーズへの処理のランダム振り分け

がある．詳細は山田の文献[3]を参照されたい．

　並べ替え検定には，Randomization Test（ランダマイゼーションテスト），Permutation Test（パーミュテーションテスト），確率化検定など様々な種類がある．橘[4]によれば，並べ替え検定（Permutation Test）は推定の対象を母集団としているのに対し，確率化検定（Randomization Test）は手元のサンプルを対象にしている．また一方で，両検定で目指しているところは違うが，同じ計算をして，同じ p 値を得るところは同等であるとしている．現在まで，シングルケースデザインでは Randomization Test が使用されている．なお，Randomization Test を5％水準で行うには，AB デザインで最低 23 のデータ数が必要と言われており，通常片側検定が用いられている[3]．

　実験条件をランダムに振り分ける方法の「測定時期への処理のランダム振り分け」の演習を設けたので，実際に手を動かしてみてほしい．

演習 14　次のデータで Randomization 検定をやってみよう！

→使用するデータ：Data5

手順　R　**Randomization 検定（測定時期への処理のランダム振り分けの方法）**

① Data5（AB デザイン：各期 12 ずつ）を用意し，ランダム振り分けの方法を決める．

前述したように，実験条件をランダムに振り分ける方法を事前に決めておく必要がある[2]．今回は測定時期への処理のランダム振り分けを採用し，

　　A-B-A-A-B-B-A-B-A-A-B-B-A-A-B-A-B-A-B-A-A-B-B-B

と，A 期と B 期をランダムに振り分けてからデータを採取した（各期 12 ずつ）．

Note　この振り分け方法は正確には AB デザインではなく操作交代デザインに相当するものである．

② Data5 は，右図のように各期を整理した状態で入力してある．Excel のファイル名は「Data5.xlsx」としているが，任意の名前でもよい．

	A	B
1	V1	V2
2	A	50
3	A	51
4	A	52
5	A	51
6	A	52
7	A	50
8	A	52
9	A	52
10	A	52
11	A	53
12	A	52
13	A	53
14	B	100
15	B	122
16	B	113
17	B	115
18	B	117
19	B	102
20	B	113
21	B	115
22	B	117
23	B	118
24	B	116
25	B	118
26		

> Note この Excel のファイルを，次の手順で R に読み込ませるので，「手順　R　球面性の検定」と同様に Rstudio フォルダーにコピーしておく．

③ Console 画面に以下のように入力する．

```
> install.packages("readxl")
```

```
> library("readxl")
```

```
> x<-read_excel("Data5.xlsx")
```

```
> install.packages("SCRT")
```

```
> library("SCRT")
```

1 行目は，**readxl パッケージ** [5] のインストールをしている．このパッケージは Excel のファイル を R に読み込ませるパッケージである．

2 行目は，**readxl パッケージ**を読み込んでいる．

3 行目は，**read_excel 関数**で，Excel で作成した「**Data5.xlsx**」のファイルデータを読み込み x に格納している．

4 行目は，**SCRT パッケージ** [6] のインストールをしている．このパッケージは Randomization 検定を行うパッケージである．

5 行目は，**SCRT パッケージ**を読み込んでいる．

④先ほど読み込んだ **SCRT パッケージ**で Randomization 検定を行うために , 読み込んだデータの型を変更する .

まず，データを格納した x の型を確認する．データの型を確認するには **str 関数**を使い，以下のように入力する．出力結果の chr は文字列を，num は実数を示している．なお，R では $（ドルマーク）の後に列名を書くことで列を指定して出力できるため，「**$ V1: chr…**」は V1 列が文字列を，「**$ V2: num…**」は V2 列が実数であること示している．

```
> str(x)
Classes 'tbl_df' , 'tbl' and 'data.frame' :      24 obs. of 2
variables:
$ V1: chr  "A" "A" "A" "A" ...
$ V2: num  50 51 52 51 52 50 52 52 52 53 ...
```

SCRT パッケージで Randomization 検定を行うには，chr（文字列）は Factor（因子）に，num（実数）は int（整数）にデータの型を変換する必要がある．そこで，以下のように入力して変換する．

```
> y <- factor(x$V1)
```

```
> z <- as.integer(x$V2)
```

```
> w <- data.frame(y, z)
```

```
> str(w)
 'data.frame' :                24 obs. of 2 variables:
 $ y: Factor w/ 2 levels "A" , "B" : 1 1 1 1 1 1 1 1 1 1...
 $ z: int  50 51 52 51 52 50 52 52 52 53 ...
```

1 行目は，**factor 関数**を用いて，データの型を Factor に変換し，y に格納している．「**x$V1**」は「**Data5.xlsx**」のファイルの V1 列を指定している．

2 行目は，**as.integer 関数**を用いて，データの型を int に変換し，z に格納している．「**x$V2**」は「**Data5.xlsx**」のファイルの V2 列を指定している．

3 行目は，**data.frame 関数**を用いて，y と z のデータをデータフレームに変換し，w に格納している．

4 行目は，**str 関数**を用いて，w のデータの型を確認している．つまり，「**$ y：Factor…**」は V1 列が因子に，「**$ z：int…**」は V2 列が整数に変換されたことを示している．

⑤ここで，Data5 の各期の推移を目視で確認してみよう．次のように入力して **graph1 関数**にデータ w を格納すると，071 頁のグラフが示される．

```
> graph1(design="AB", data=w)
```

なお，**design** はシングルケースデザインのタイプを示している．

Note Randomization 検定を行う前の目視による確認は，必ずしもしなくてもよい．

⑥ **pvalue.systematic 関数**に w を格納すると，Randomization 検定が実行できる．

```
> pvalue.systematic(design="AB", statistic="|A-B|",    ➡
    save="no", limit=2, data=w)
```

design はシングルケースデザインのタイプを示している．**statistic** は検定統計量を示しており，**"|A-B|"** は A と B の差分の絶対値であることを示している．**save** はデータをファイルに保存するか否かを示しており，デフォルトでは

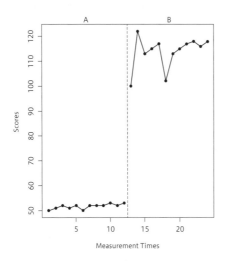

「"no"」となっている．limit は各期の数を示している．

結果をみると，p 値が 0.04761905（p < 0.05）となり，A 期と B 期で有意な差がみられている．

```
[1] 0.04761905
```

もし，今回のデータが ABAB デザインの場合は，次のように入力する．

```
> pvalue.systematic(design ="ABAB", statistic="|PA-PB|",
  save="no", limit=4, data=w)
```

Note　上記のコードを実行すると，今回は w が AB デザインのデータであるため，エラーメッセージが出ることに注意されたい．

また，コンソール場面に help(package = "SCRT") と入力すると SCRT パッケージの詳細な情報を見ることができるので参照されたい．

前述の「測定時期への処理のランダム振り分け」では，A期とB期をランダムに配置させてからデータを収集しなければならないため，臨床場面では導入しにくい．そこで，「介入ポイントのランダム振り分け」の演習を設けたので，実際に手を動かしてみてほしい．

手順　手計算　Randomization 検定（介入ポイントのランダム振り分けの方法）

① Data5 を用意し，ランダム振り分けの方法を決める.

介入ポイントのランダム振り分けとは，A 期と B 期のそれぞれに，最低 5 個の
データを持つという制約をつけ，A 期から B 期に移るポイント（B 期の導入時
期）をランダムに振り分けるという方法である [7].

Note　制約の数は任意であるが，この制約を設けないとすべて A だけで構成される
といったデータになりかねないので注意してほしい.

Data5 は採取済みの AB デザインであり，以下のように 1 ～ 12 回目を A 期，
13 ～ 24 回目を B 期としている.

	A	B	C
1		V1	V2
2	1回目	A	50
3	2回目	A	51
4	3回目	A	52
5	4回目	A	51
6	5回目	A	52
7	6回目	A	50
8	7回目	A	52
9	8回目	A	52
10	9回目	A	52
11	10回目	A	53
12	11回目	A	52
13	12回目	A	53
14	13回目	B	100
15	14回目	B	122
16	15回目	B	113
17	16回目	B	115
18	17回目	B	117
19	18回目	B	102
20	19回目	B	113
21	20回目	B	115
22	21回目	B	117
23	22回目	B	118
24	23回目	B	116
25	24回目	B	118

② 得られたデータから検定統計量の実現値を算出する.

実現値は，B 期の平均値（13 ～ 24 回目）から A 期の平均値（1 ～ 12 回目）
を減算して求める. Data5 では，113.83 − 51.67 = **62.16** が実現値となる.

③ランダム振り分けの組み合わせに対し，検定統計量を算出する．

前述のように，A期とB期に最低5個の制約をつける必要があるため，B期の導入時期は6回目から20回目のいずれかということになる．つまり，15通りのランダム振り分けの組み合わせとなる．この15通りについて，それぞれの検定統計量（B期の平均値からA期の平均値を減算した値）を算出する．算出方法は次のようになる．

・1通り目：6回目をB期の導入時期と捉えた場合

B期の平均値（6〜30回目の平均値：50,52,52,…,116,118）− A期の平均値（1〜5回目の平均値：50,51,52,51,52）= 91.05 − 51.2 = **39.85**

・2通り目：7回目をB期の導入時期と捉えた場合

B期の平均値（7〜30回目の平均値：52,52,52……,116,118）− A期の平均値（1〜6回目の平均値：50,51,52,51,52,50）= 93.33 − 51 = **42.33**

このように算出していき，最終的に1〜15通りのすべての検定統計量を算出する．

④15通りの検定統計量のうち，実現値（**62.16**）以上の数が何個あるかカウントする．

今回の場合，15通りのうち1通り（8通り目：13回目をB期の導入時期と捉えた場合）が該当し，1 ÷ 15 = 0.067がp値として算出される．

⑤事前に設定しておいた有意水準（α）と比較して差の有無を解釈する．

最終的には，事前に設定しておいた有意水準（α）と比較して，$p \leq \alpha$であれば，両群間で差があり，$p > \alpha$であれば両群間で差がないと解釈する．そのため，今回の場合は，事前に有意水準を10%で設定してあれば，p（0.067）$\leq$ α（0.1）で両群間で差があり，5%と設定してあった場合は，p（0.067）$>$ α（0.05）で差がないという結果となる．

今回の結果からもわかるように，ランダム振り分けの組み合わせが15通りのときは0.05よりも小さいp値を得ることができないので，有意水準を5%にする場合は事前にランダム振り分けの組み合わせを20通り以上に設定しておく必要がある[3]．

演習 15 　次のデータで Permutation 検定をやってみよう！

　■　R　**Permutation 検定**

① Console 画面に以下のように入力する.

```
> install.packages("exactRankTests")
```

```
> library("exactRankTests")
```

1 行目は, **exactRankTests パッケージ** [8] のインストールをしている. このパッケージで Permutation 検定を行うことができる.

2 行目は, **exactRankTests パッケージ**を読み込んでいる.

②続いて以下のように入力する.

```
> x<- c(50,51,52,51,52,50,52,52,52,53,52,53)
```

```
> y<- c(100,122,113,115,117,102,113,115,117,118,116,118)
```

```
> perm.test(x, y)
```

1 行目は, **c 関数**を用いて A 期のデータからベクトルを作成し, x に格納している.

2 行目は, **c 関数**を用いて B 期のデータからベクトルを作成し, y に格納している.

3 行目は, **perm. test 関数**に, x と y を格納し, Permutation 検定を実行している.

③結果をみると, p 値が 7.396e-07 （p < 0.05）となり, A 期と B 期で有意な差がみられている.

```
        2-sample Permutation Test
 data:   x and y
 T= 620, p-value = 7.396e-07
 alternative hypothesis: true mu is not equal to 0
```

文献 1) 水本篤：サンプルサイズが小さい場合の統計的検定の比較―コーパス言語学・外国語教育学への適用―. 統計数理研究所共同研究リポート 238, 言語コーパス分析における数理データの統計的処理手法の検討. 2010. 1-14.

2) Edgington, ES: Randomization tests, 3rd ed. Marcel Dekker.1995.

3) 山田剛史：単一事例実験データの分析方法としてのランダマイゼーション検定. 行動分析学研究 13: 44-58, 1998.

4) 橘敏明：確率化テストの方法―誤用しない統計的検定―. 日本文化科学社, 1997.

5) Wickham H, et al: readxl: Read Excel Files. R package version 1.3.1. https://CRAN.R-project.org/package=readxl（2020 年 7 月 20 日アクセス）

6) Bulte I, et al: SCRT: Single-Case Randomization Tests. R package version 1.3.0. https://CRAN.R-project.org/package=SCRT（2020 年 7 月 20 日アクセス）

7) Edgington ES: Randomization tests for one-subject operant experiments. The Journal of Psychology 90; 57-68, 1975.

8) Hothorn T, et al: exactRankTests: Exact Distributions for Rank and Permutation Tests. R package version 0.8-31. https://CRAN.R-project.org/package=exactRankTests（2020 年 7 月 20 日アクセス）

Friedman 検定，Kruskal-Wallis 検定

Point

- ABA デザインのように，3 群間以上の中央値を比較するときは，Friedman 検定，Kruskal-Wallis（クラスカル・ウォリス）検定を用いる.
- 対応ありのときは Friedman 検定，対応なしのときは Kruskal-Wallis 検定を用いる.
- Friedman 検定や Kruskal-Wallis 検定は，群によって中央値に差があるかどうかを調べる手法であり，どことどこの群に差があるかはわからない.
- どことどこの群に差があるかを調べる場合は多重比較を用いる. ノンパラメトリック検定でも Bonferroni，Holm などの手法を補正して使用できる.

演習 16　　次のデータで Friedman 検定をやってみよう！

手順　　R　**Friedman 検定**

ABA デザインのデータ（各期 8 ずつ）に対して行う.

① Console 画面に以下のように入力する.

```
> vx = c(10,15,14,15,18,19,20,15)
> vy = c(100,105,111,105,108,109,110,114)
> vz = c(10,15,16,13,16,15,15,19)
> y = matrix(c(vx, vy, vz), ncol=3)
> y
```

	[,1]	[,2]	[,3]
[1,]	10	100	10
[2,]	15	105	15
[3,]	14	111	16
[4,]	15	105	13
[5,]	18	108	16
[6,]	19	109	15
[7,]	20	110	15
[8,]	15	114	19

1 行目は, **c 関数**を用いて A 期のデータからベクトルを作成し vx に格納している.

2 行目は, **c 関数**を用いて B 期のデータからベクトルを作成し vy に格納している.

3 行目は, **c 関数**を用いて A' 期のデータからベクトルを作成し vz に格納している.

4 行目は, **matrix 関数**を用いて行列を作成し y に格納している. **c 関数**で vx, vy, vz を 1 つのベクトルにして, **ncol** で列数を指定し行列を作成している.

5 行目は y の中身を表示している. 出力結果をみると, 3 列の行列が作成されていることがわかる.

続いて以下のように入力して, **friedman.test 関数**に y を格納し, Friedman 検定を実行する.

```
> friedman.test(y)
```

② 結果をみると，p 値が 0.001454（p < 0.05）となり，3 群間で有意差がみら
れている．

```
        Friedman rank sum test
 data:  matrix(c(vx, vy, vz), ncol = 3)
 Friedman chi-squared = 13.067, df = 2, p-value = 0.001454
```

演習 17 　次のデータで Kruskal-Wallis 検定をやってみよう！

手順　R　**Kruskal-Wallis 検定**

ABA デザイン（各期 8 ずつ）に対して行う．

① Console 画面に以下のように入力する．

```
> vx = c(10,15,14,15,18,19,20,15)
> vy = c(100,105,111,105,108,109,110,114)
> vz = c(10,15,16,13,16,15,15,19)
> kruskal.test(x=list(vx, vy, vz))
```

1 行目は，c 関数を用いて A 期のデータからベクトルを作成し，vx に格納して
いる．

2 行目は，c 関数を用いて B 期のデータからベクトルを作成し，vy に格納して
いる．

3 行目は，c 関数を用いて A' 期のデータからベクトルを作成し，vz に格納して
いる．

4 行目は，**kruskal.test** 関数で Kruskal-Wallis 検定を実行している．ここで
は **list 関数**を用いて vx，vy，vz のベクトルからリストを作成し **kruskal.test**
関数に格納している．

② 結果をみると，p 値が 0.0003922（p < 0.05）となり，3 群間で有意差がみら
れている．

```
        Kruskal-Wallis rank sum test
```

```
data:  list(vx, vy, vz)
Kruskal-Wallis chi-squared = 15.687, df = 2, p-value = 0.0003922
```

多重比較（Bonferroni 検定，Holm 検定）については，055 頁を参照されたい．

効果量

> **Point**
> - 各期のデータポイント数が，それぞれ 3 以上あれば効果量が算出できる．
> - 系列依存性がみられても効果量の算出ができる．
> - ベースライン期のすべてのデータが 0（％）もしくは 100（％）の場合は効果量の算出ができない．
> - 単一の効果量だけで結果を判断せず，複数の効果量を使用することが推奨されている．
> - 効果量の統合の仕方は，統一したコンセンサスが得られていない．

Smith[1] が 2000 〜 2012 年に掲載されたシングルケース論文をレビューしたところ，409 件のうち統計的手法を用いたものはわずか 13.9 ％であった．その理由の 1 つとして，シングルケースデザインでは，系列依存性がみられる，データのポイント数が少ない，などの理由で，推測統計の適用ができないことがあげられる[2]．それを解決する方法として，シングルケースデザインに対して効果量を算出しメタアナリシスを用いた報告が注目を集めている[3,4]．

効果量とは，サンプルサイズに依存しない標準化された効果の程度を表す指標のことであり，標準化された平均値差や積率相関係数などのさまざまな種類がある．標準化とは，それぞれのシングルケースデザインの研究の指標を統一したものに変換する作業のことを意味している．例えばある研究では○ cm を，もう一方の研究では○ kg を成果指標としている場合，単位が異なるために 2 つの研究の指標を統合することはできない．しかし標準化を図ることにより 2 つの研究の指標を統合して解釈できるのである．

シングルケースデザインで使用されている効果量には，

①比率に基づく効果量

②平均値差に基づく効果量

③回帰に基づく効果量

④階層線形に基づく効果量

⑤ Parker らが開発した効果量

などがある．

シングルケースデザインの効果量は，各期のデータポイント数がそれぞれ 3 以上あれば算出できるが，ベースライン期の目安が 5 程度，回帰に基づく効果

量の場合は 10 以上が望ましいとされている[3]．また，ベースライン期のすべてのデータが 0（％）もしくは 100（％）の場合は効果量の算出ができないので注意する[5]．

　Maggin ら[6]によると，1985 ～ 2009 年の間に発表された研究において使用された効果量のうち，比率に基づく効果量（Percentage of Nonoverlapping Data，PND）が約 55％，平均値差に基づく効果量（Standardized Mean Difference，SMD）が約 19％と報告しており，その他の効果量は 10％に満たないと報告している．また，現在までにおいて最良の効果量についてはコンセンサスが得られていないため，複数の効果量を算出して結果を補完することが提案されている[7]．そのため，ここでは利用頻度の高い，PND と SMD を中心に述べ，補足的に PND と関連する PZD（Percentage of Zero Data）と PEM（Percentage of Exceeding Median）について述べる．

文献

1) Smith, JD: Single-case experimental designs: a systematic review of published research and current standards. Psychological Methods 17: 510-550, 2012.

2) Barlow D, et al: Single case experimental designs: strategies for studying behavior change, 2nd. Pergamon Press, 1984.

3) 高橋智子，他：一事例実験データの処遇効果検討のための記述統計的指標について：行動分析学研究の一事例実験データの分析に基づいて．作業分析学研究 22: 49-67, 2008.

4) 高橋智子，他：「特殊教育学研究」における一事例実験研究結果の統合：メタ分析の手法に基づいて．特殊教育学研究 47: 49-60, 2009.

5) 山田剛史，他：メタ分析入門―心理・教育研究のレビューのために．東京大学出版会，2012.

6) Maggin DM, et al: A quantitative synthesis of methodology in the meta-analysis of single-subject research for students with disabilities: 1985-2009. Exceptionality 19: 109-135, 2011.

7) Beretvas SN, et al: A review of meta-analyses of single-subject experimental designs: methodological issues and practice. Evid Based Commun Assess Interv 2: 129-141, 2008.

比率に基づく効果量（PND），平均値差に基づく効果量（SMD）

Point

①比率に基づく効果量（Percentage of Nonoverlapping Data, PND）[1]：
介入期とベースライン期を比較して重複しなかったポイント数の割合によって算出する効果量のこと．

$$PND = \frac{\text{ベースライン期の最高基準値を超える介入期のデータの数}}{\text{介入期のトータルのデータ数}} \times 100$$

②平均値差に基づく効果量（Standardized Mean Difference, SMD）[2]：
標準化された平均値差に準じた効果量のことで，2種類の方法がある．

$$SMD1 = \frac{(\bar{x}_B - \bar{x}_A)}{SD_A}$$

$$SMD2 = \frac{(\bar{x}_B - \bar{x}_A)}{SD_{pooled}}$$

（$\bar{x}_A$：ベースライン期の平均，$\bar{x}_B$：介入期の平均，SD_A：ベースライン期の標準偏差，SD_{pooled}：ベースライン期と介入期のプールした標準偏差）

● ①②の式は，従属変数の上昇を治療効果があると判断した場合の算出方法であるため，従属変数の減少を目的とした場合はベースライン期から介入期が減算される．

| 演習 18 | 次のデータで PND を算出してみよう！ |

➡ 使用するデータ：Data5

手順　手計算　**PND**

① Data5（AB デザイン：各期 12 ずつ）を用意する.

	A	B
1	**V1**	**V2**
2	A	50
3	A	51
4	A	52
5	A	51
6	A	52
7	A	50
8	A	52
9	A	52
10	A	52
11	A	53
12	A	52
13	A	53
14	B	100
15	B	122
16	B	113
17	B	115
18	B	117
19	B	102
20	B	113
21	B	115
22	B	117
23	B	118
24	B	116
25	B	118
26		

② 次の PND の式に従い算出する.

$$PND = \frac{\text{ベースライン期の最高基準値を超える介入期のデータの数}}{\text{介入期のトータルのデータ数}} \times 100$$

今回のデータでは,

　　介入期のトータルのデータ数：12

　　ベースライン期の最高基準値：53

　　ベースライン期の最高基準値を超える介入期のデータの数：12

　となる.

そのため, PND = 12/12 × 100 = 100 と算出できる.

手順　R　PND

① Data5（AB デザイン：各期 12 ずつ）を用意する.

> Note　Data5 の Excel のファイルを，次の手順で R に読み込ませるので，「手順　R
> 球面性の検定」と同様に Rstudio フォルダーにコピーしておく.

② Console 画面に以下のように入力する.

```
> install.packages("readxl")
> library("readxl")
> x <- read_excel("Data5.xlsx")
> install.packages("SCMA")
> library("SCMA")
```

1 行目は，**readxl パッケージ** [3)] のインストールをしている.

2 行目は，**readxl パッケージ**を読み込んでいる.

3 行目は，**read_excel 関数**で，Excel で作成した「**Data5.xlsx**」のファイルデータを読み込み，x に格納している.

4 行目は，**SCMA パッケージ** [4)] のインストールをしている. このパッケージで，PND，SMD，PEM を算出することができる.

5 行目は，**SCMA パッケージ**を読み込んでいる.

③先ほど読み込んだ **SCMA パッケージ**で PND を算出するために，読み込んだデータの型を変更する.

まず，データを格納した x の型を確認する. データの型を確認するには **str 関数**を使い，以下のように入力する. 出力結果の chr は文字列を，num は実数を示している.

```
> str(x)
  Classes 'tbl_df', 'tbl' and 'data.frame':    24 obs. of 2 variables:
  $ V1: chr  "A" "A" "A" "A" ...
  $ V2: num  50 51 52 51 52 50 52 52 52 53 ...
```

SCMA パッケージで PND を算出するには，chr（文字列）は Factor（因子）に，num（実数）は int（整数）に，データの型を変換する必要がある. そこで，以下のように入力して変換する.

```
> y<- factor(x$V1)
> z<- as.integer(x$V2)
> w<- data.frame(y, z)
> str(w)
 'data.frame':    24 obs. of 2 variables:
 $ y: Factor w/ 2 levels "A", "B": 1 1 1 1 1 1 1 1 1 1 ...
 $ z: int  50 51 52 51 52 50 52 52 52 53 ...
```

1 行目は，**factor 関数**を用いて，データの型を Factor に変換し，y に格納している．「**x$V1**」は「**Data5.xlsx**」のファイルの V1 列を指定している．

2 行目は，**as.integer 関数**を用いて，データの型を int に変換し，z に格納している．「**x$V2**」は「**Data5.xlsx**」のファイルの V2 列を指定している．

3 行目は，**data.frame 関数**を用いて，y と z のデータをデータフレームに変換し，w に格納している．

4 行目は，**str 関数**を用いて，w のデータの型を確認している．データの型が変換されたことがわかる．

④ 以下のように入力すると，PND が算出される．

```
> ES(design="AB", ES="PND+", data=w)
 [1] 100
```

ES 関数では，**design** はシングルケースデザインのタイプ，**ES** は効果量の種類，**data** は対象となるデータをそれぞれ示している．

> Note この演習では，従属変数の上昇を治療効果があると判断した場合の算出方法を用いたため，「"PND+"」と入力しているが，従属変数の減少を目的とした場合は「"PND-"」と入力する．

演習 19 次のデータで SMD を算出してみよう

➡ 使用するデータ：Data5

手順 Excel **SMD**

①Data5（AB デザイン：各期 12 ずつ）を用意する．

②SMD1 の式に従い算出する．

$$SMD1 = \frac{(\bar{x}_B - \bar{x}_A)}{SD_A}$$

($\bar{x}_A$：ベースライン期の平均，$\bar{x}_B$：介入期の平均，SD_A：ベースライン期の標準偏差)

平均値は **AVERAGE 関数**，標準偏差は **STDEV.S 関数**を使用し，以下のように算出できる.

Note AVERAGE 関数，STDEV.S 関数の使い方は，031 頁の「標準偏差帯法」を参照.

$\bar{x}_A \fallingdotseq 51.67$

$\bar{x}_B \fallingdotseq 113.83$

$SD_A \fallingdotseq 0.98$

SMD1= (113.83 − 51.67)/0.98=63.130548

手順 R **SMD**

① 〈手順 R PND〉の手順①〜③まで同様に進める.

② 以下のように入力すると，SMD が算出される.

```
> ES(design="AB", ES="SMD", data=w)
  [1] 63.13055
```

ES 関数で，**ES** を「"SMD"」と指定することで，SMD1 が算出される. なお，**ES** を「"SMDpool"」と指定すると以下のように SMD2 が算出できる.

```
> ES(design="AB", ES="SMDpool", data=w)
  [1] 13.41667
```

文献 1) Scruggs TE ,et al: The quantitative synthesis of single-subject research: Methodology and validation. Remedial and Special Education 8: 24-33, 1987.

2) Busk PL, et al: Meta-analysis for single-case research. In Kratochwill TR, et al, eds. Single-case research design and analysis: New directions for psychology and education. Lawrence Erlbaum Associates: 187-212, 1992.

3) Wickham H, et al: readxl: Read Excel Files. R package version 1.3.1. https://CRAN.R-project.org/package=readxl（2020 年 7 月 20 日アクセス）

4) Bulte I, et al: SCMA: Single-Case Meta-Analysis. R package version 1.3.1. https://CRAN.R-project.org/package=SCMA（2020 年 7 月 20 日アクセス）

PND と類似する効果量（PZD，PEM）

> **Point**
>
> ① PZD（Percentage of Zero Data）[1]：
>
> $$PZD = \frac{介入期の0の数}{介入期で0になった以降のデータ数} \times 100$$
>
> ② PEM（Percentage of Exceeding Median）[2]：
>
> $$PEM = \frac{ベースライン期の中央値を下回る介入期のデータの数}{介入期のトータルのデータ数} \times 100$$
>
> - PEM は PND と比べて外れ値に敏感である．
> - ①②の式は従属変数の下降を治療効果があると判断した場合の算出方法である．
> - ②において，従属変数の上昇を目的とした場合は，分子が「ベースライン期の中央値を上回る介入期のデータの数」となる．

Words　**外れ値**：他の値から大きく外れた値のこと．

　PND と類似する効果量は，PZD，PEM，PAND など複数の種類がある．ここでは，PZD と PEM について論じる．
　PZD は，従属変数の値が 0 であることを基準に算出する効果量のことである．そのため，PZD は基準値を下回れば効果があると判断した PND に比べて，基準が厳しいとされている[1]．

演習 20 次のデータで PZD を算出してみよう！

→ 使用するデータ：Data6

手順 手計算 **PZD**

① Data6（AB デザイン：各期 7 ずつ）を用意する．

	A	B
1	V1	V2
2	A	10
3	A	15
4	A	13
5	A	12
6	A	11
7	A	10
8	A	13
9	B	8
10	B	5
11	B	0
12	B	0
13	B	2
14	B	0
15	B	1

介入期で 0 になった以降の数

② PZD の式に従い算出する．

$$PZD = \frac{介入期の0の数}{介入期で0になった以降のデータ数} \times 100$$

介入期の 0 の数：3

介入期で 0 になった以降の数：5

PZD = 3 ／ 5 × 100 = 60

演習 21 次のデータで PEM を算出してみよう！

→使用するデータ：Data6

手順 Excel **PEM**

① Data6（AB デザイン：各期 7 ずつ）を用意する.

	A	B
1	**V1**	**V2**
2	A	10
3	A	15
4	A	13
5	A	12
6	A	11
7	A	10
8	A	13
9	B	8
10	B	5
11	B	0
12	B	0
13	B	2
14	B	0
15	B	1

② PEM の式に従い算出する.

$$PEM = \frac{\text{ベースライン期の中央値を下回る介入期のデータの数}}{\text{介入期のトータルのデータ数}} \times 100$$

中央値は **MEDIAN 関数**を使用して算出できる.

ベースライン期の中央値：12

ベースライン期の中央値を下回る介入のデータの数：7（12 を下回る数は B 期のデータすべて）

介入期のトータルのデータ数：7

PEM = 7/7 × 100 = 100

手順 R **PEM**

Data6（AB デザイン：各期 7 ずつ）を用いて PEM を算出する.

Note R に読み込ませるエクセルのファイルは「**Data6.xlsx**」となる. そのファイルを,「手順　R　球面性の検定」と同様に Rstudio フォルダーにコピーしておく.

① 〈手順　R　PND〉の手順①～③（☞ 083 頁）まで同様に進める.
　Note　read_excel 関数で読み込む Excel のファイルは「Data6.xlsx」となる.

② 以下のように入力すると，PEM が算出される.
　Note　PEM を算出する際も，SCMA パッケージのインストールが必要である.

```
> ES(design="AB", ES="PEM-", data=w)
```
　[1] 100
ES 関数で，ES を「"PEM-"」と指定することで，PEM が算出される. なお，従属変数の上昇を目的とした場合は，ES を「"PEM+"」と指定する必要がある.

文献　1) Campbell JM: Statistical comparison of four effect sizes for single-subject designs. Behavior Modification 28: 234-246, 2004.
　　　2) Ma HH: An alternative method for quantitative synthesis of single-subject researches: percentage of data points exceeding the median. Behav Modif 30: 598-617, 2006.

効果量の基準

　先述したようにシングルケースデザインには様々な効果量の算出方法がある. しかし，現状では種々の効果量の解釈基準は明確となっていない. 現在までに報告されている効果量の基準値の一部を表1～3に紹介する.

表1　Scruggs & Mastropieri による PND の基準値

	解　釈
PND ≧ 90%	Very effective
70% ≦ PND < 90%	Effective
50% ≦ PND < 70%	Questionable
PND < 50%	Ineffective

(Scruggs TE, et al: Summarizing single subject research: Issues and applications. Behav Modif 22: 221-242, 1998 より改変引用)

表 2　高橋・山田による基準値

	Small	Medium	Large
PND	32.98	83.77	100
SMD2	1.58	2.38	2.71

Small，Medium，Large はそれぞれ効果量の小・中・大を示す．
（高橋智子，他：一事例実験データの処遇効果検討のための記述統計的指標について―行動分析学研究の一事例実験データの分析に基づいて―．行動分析学研究 22: 49-67, 2008 より改変引用）

表 3　丁子・小林による基準値，我が国の作業療法分野における半側空間無視患者に該当した基準

	Medium ～ Large
PND	68.75
SMD2	2.14

（丁子雄希，他：我が国の作業療法分野のシングルケースデザインにおける効果量の基準を求めた研究―メタアナリシスの手法を用いて―．日本作業療法研究 22: 15-21, 2019 より引用）

文献　1)　Scruggs TE, et al: Summarizing single subject research: Issues and applications. Behav Modif 22: 221-242, 1998.

2)　高橋智子，他：一事例実験データの処遇効果検討のための記述統計的指標について―行動分析学研究の一事例実験データの分析に基づいて―．行動分析学研究 22: 49-67, 2008.

3)　丁子雄希，他：我が国の作業療法分野のシングルケースデザインにおける効果量の基準を求めた研究―メタアナリシスの手法を用いて―．日本作業療法研究 22: 15-21, 2019.

3

実際の流れを
イメージ
してみよう

　第1章ではシングルケースデザインの概要を，第2章ではシングルケースデザインの効果判定の方法について述べてきた．ここまでの流れが理解できれば，臨床場面でシングルケースデザインを導入できる段階にきていると思われる．

　本章では読者が実際に臨床場面でシングルケースデザインが導入できるように，著者の実践例をもとに全体の流れをまとめている．読み終える頃には，読者自身がシングルケースデザインの具体的なイメージがもてるようになっているだろう．

　さあ，最終章のはじまりはじまり！！

▶ **本章の内容**

1　全体の流れ
2　おわりに

1 全体の流れ

　シングルケースデザインの概要についてここまで述べてきたが，実際にシングルケースデザインを導入するには何から始めればよいのだろうか．そこで今まで学んできた知識を体系化するために，図1にシングルケースデザインの導入から終了までの全体の流れを6つの工程に分けて示した．以降，6つの工程について著者の実践例をもとに整理していく．

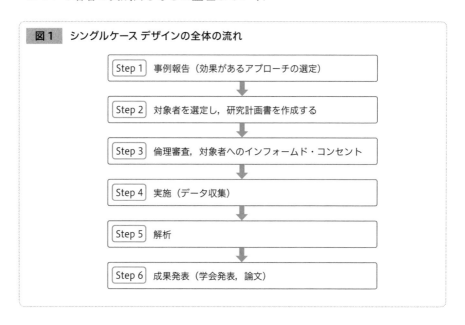

図1　シングルケース デザインの全体の流れ

Step 1　事例報告（効果があるアプローチの選定）

↓

Step 2　対象者を選定し，研究計画書を作成する

↓

Step 3　倫理審査，対象者へのインフォームド・コンセント

↓

Step 4　実施（データ収集）

↓

Step 5　解析

↓

Step 6　成果発表（学会発表，論文）

Step 1　事例報告（効果があるアプローチの選定）

　著者はシングルケースデザインを導入する前に，まずは目の前のクライエントにしっかり向き合ってきた．その際に，

①クライエントは何に困っているのか？

②その困りごとに対して作業療法士は何をしているのか？

③なぜそのアプローチ方法を選択したのか？

④何を成果指標としているのか？

⑤介入の結果に対してクライエントはどのように感じているのか？

の5つの問いを大切にし，クライエントの担当を終えたときに後方視的に経過をまとめてきた．経過をまとめる際は自身の考えを客観視（メタ認知）するために，時間をみつけては時系列に沿って紙面に落とし込んだり，先輩や同僚から建設的な意見を求めてきた．

このような著者の経験をふまえると，初学者がシングルケースデザインを導入するためには，まずは後ろ向きの調査デザインである事例報告を丁寧に行っていくことをお勧めしたい．また，既に事例報告をしたことがある読者にとっては，具体的に何のアプローチ方法が効果的であったのかを振り返っていただけたらと思う．そうしないと，効果があるかどうかがわからないアプローチ方法をクライエントに導入することになり，クライエントにとってもセラピストにとっても不利益や負担が大きいものになるだろう．

【実践例】

〈事例紹介 [1]〉

60代，女性Aさん．右利き．スーパーでのアルバイト中に右片麻痺を認め，A病院に救急搬送され左被殻出血と診断される．保存療法にて治療し，状態が安定した35病日にB病院の回復期リハビリテーション病棟に転院となる．翌日から作業療法が開始され，61病日に車いすでのADLが自立した．この段階で利き手交換訓練の導入を検討した．なおBrunnstrom Recovery StageはⅢ-Ⅱ-Ⅲ，感覚は軽度〜中等度鈍麻であり，生活上での認知面は保たれていた．

〈リーズニング〉

5つの問い

①クライエントは何に困っているのか？

②その困りごとに対して作業療法士は何をしているのか？

③なぜそのアプローチ方法を選択したのか？

④何を成果指標としているのか？

⑤介入の結果に対してクライエントはどのように感じているのか？

「①利き手が使えないため麺を食べるのを諦めている」という困りごとがAさんから聞かれたため，著者は「②中田らの箸操作パターンの分類に基づいたアプロー

チ」[2] を実施した．訓練方法を選択した理由は，「③文献レビューをした結果，利き手交換訓練の中でも系統的な訓練方法であったため」であり，成果指標は「④動作の質（箸の操作パターンとその特徴に基づいて評価）」とした．

　従来から，非利き手での箸操作は中田らの分類の AV 型の獲得が望ましいが，うつ病や高次脳機能障害を呈する脳卒中患者では獲得が難しいとされている[3-5]．著者もはじめは AV 型の獲得を目指していたが，獲得に難渋したため類似 AV 型の獲得にシフトチェンジした．なお，AV 型と類似 AV 型の違いは表 1 を参照されたい．

　その結果，箸操作の獲得が得られ，最終的には「⑤ A さんの箸操作に対するカナダ作業遂行測定（Canadian Occupational Performance Measure，COPM）は，重要度・満足度・遂行度がすべて 8 に改善」した．これらの経過を事例報告[1]にまとめ上げることで自身の振り返りの機会を得た．ここで A さんにとって類似 AV 型の効果が確認された．

表 1　中田らの箸操作パターンの分類と類似 AV 型との比較

操作パターン　特徴	AV 型：箸の開閉時に A-V 字状となる		類似 AV 型：箸の開閉時に A-V 字状となる	
	開	閉	開	閉
例図				
両箸の位置	示指の中手骨骨頭を挟むように置かれる		示指の中手骨骨頭を挟むように置かれる	
各指の動き　母指	押し出し（遠・近）	引きよせ（遠・近）	押し出し（遠・近）	引きよせ（遠・近）
示指	伸ばしまたはまきあげ（遠）	曲げまたはつきだし（遠）	伸ばし（遠）	曲げ（遠）
中指	伸ばしまたはまきあげ（遠）	曲げまたはつきだし（遠）	静止（近）	静止（近）
環指	曲げまたはつきだしまたは静止（近）	伸ばしまたはまきあげまたは静止（近）	静止（なし）	静止（なし）
小指	曲げまたはつきだしまれに静止（なし）	伸ばしまたはまきあげまれに静止（なし）	静止（なし）	静止（なし）
手の動きのパターンXYZ 連記法	XYYZZ, XYYOO, XYZVV		XYZZZ	

（丁子雄希，他：非利き手での箸操作獲得に至った一事例：クライエント中心の実践と遂行の質に着目したかかわり．作業療法ジャーナル 49: 1146-1151, 2015 より改変引用）

| Step 2 | 対象者を選定し，研究計画書を作成する |

| Step 3 | 倫理審査・対象者へのインフォームド・コンセント |

　良質な事例報告の経験を重ねていくと，以前別のクライエントに行っていたアプローチ方法が現在担当しているクライエントにも効果が期待できるのではと感じるようになってくる．これは，両者の共通点が多いほど体感しやすいように思われる．このような経験は中堅のセラピストであれば1度や2度は感じたことがあるのではないだろうか．著者はこのタイミングこそがシングルケースデザインを導入する1つのタイミングだと思っている．

　ここで，事例報告からシングルケースデザインに移行するにあたって注意事項がある．それは，シングルケースデザインでは，

　①前向きデザインになること

　②数値化された成果指標が必要になること

である．①に関しては，シングルケースデザインは前向き研究であるため，事前に研究計画をたて，倫理委員会の審査（「シングルケースデザインの倫理審査」の項参照☞013頁）とクライエントの承認を得たうえで研究を進めなければならない．②に関しては，ABデザインであればA期とB期を客観的に比較するために数値化された成果指標が必要となる．

　研究計画書については，施設特有のものであっても次の項目が共通していると思われる．

　①研究課題名

　②研究の実施体制

　③研究代表者・協力者名

　④研究の背景・目的・意義

　⑤方法

　⑥解析方法

　⑦倫理的配慮

　また，研究計画書とは別に，対象者への研究参加同意書と説明文書（対象者へのインフォームド・コンセントを得る際に使用する文書）を併せて作成する必要がある．

　そして研究計画書の準備ができ次第，倫理審査委員会に提出する．なお，倫理審査委員会の承認を得る前は研究を開始することができないので，事前に倫理審査委員会の開催日や承認が得られるまでの期間を確認しておく必要がある．

【実践例】

〈**事例紹介** [6]〉

　70代後半，女性Bさん．右利き．自宅の畳で転倒し，A病院受診後，左大骨頸部骨折（Gardenの分類Ⅳ）と診断される．手術目的でB病院を紹介され，14病日に観血的骨接合術を施行される．状態が安定した28病日に回復期リハビリテーション病棟に転科・転棟となる．なお既往歴に小脳出血による右手の失調があり，受傷前から右手で箸は使用していなかった．生活上での認知面は保たれていた．32病日に作業療法開始となり，34病日に「昔からの後遺症で右手が震えて困る．左手で箸が使えないか」との訴えが聞かれた．

〈**リーズニング**〉

　先述したAさんに対しては類似AV型の効果を確認されたが，箸操作の獲得はクライエントのモチベーションや学習能力に大きく依存するため，群間比較法での検証は困難であると感じていた（つまり個別性が高いということ）．その時に，新たにBさんを担当する機会があり，Aさんとの類似点がいくつか確認された．具体的には，「箸が使えないことの不便さを訴えていたこと」，「不安があるものの訓練には意欲的かつ協力的だったこと」，「生活上での認知面が保たれており学習効果が期待できたこと」などであった．またAさんと比べてBさんの方が年配であったため，難易度の高いAV型よりも類似AV型の獲得がしやすいのではないかと思われた．

　そこで，Bさんにとって類似AV型の効果を検証するために研究計画書の作成にとりかかった．なお，成果指標は数値化する必要があるため，Aさんでは「動作の質」としていたのに対し，Bさんでは，「2分間における両皿間の立方体ブロックの移動個数」とした．なお，研究計画書が完成した段階で倫理審査委員会に提出する必要があるが，以前の著者の勤務先では倫理審査委員会の体制が整っていなかった．そのため，著者はリハビリテーション科医，病棟師長，作業療法部門の上司の3者の許可を得たうえで，説明文書と同意書をもとにBさんにインフォームド・コンセントを行った．そして，Bさんから同意が得られたため，シングルケースデザイン（ABAB法）を導入する運びとなった．

　以下に研究計画書の一例を示す．詳細に関しては文献6を参照されたい．

─〈研究計画書一例〉────────────────

①研究課題名：類似 AV 型の箸操作パターンの訓練について

　　　　　─Single subject design ABAB 法を用いて─

②研究の実施体制：

　実施場所：作業療法室

　研究資金；なし

③研究代表者：丁子雄希，○○○○，○○○○

④研究の背景・目的・意義：

……今回，非利き手での箸訓練を実施した対象者に対し，シングルケースデザインを用いた類似 AV 型の訓練方法の成果を検討することである……

⑤方法：

・介入はシングルケースデザイン（ABAB 法）を用い，立方体ブロックの移動個数を比較検討することである．

・A 期をベースライン期（5 日間），B 期を類似 AV 型の箸訓練期（5 日間×訓練時間 10 分）とし，2 回目の A 期と B 期をそれぞれ A′ 期，B′ 期とする．

・A 期と B 期の訓練後に，対象者の正面に 2 つの正方形の容器を並べ，左側容器に一辺 15mm のブロック 25 個を配置する．制限時間 2 分間でできるだけ早く左右交互の容器にブロックを移動するよう教示し，2 回計測する．

⑥解析方法：

各期の平均値を算出した後，系列依存性を確認し，統計ソフト JSTAT を用い反復測定による一元配置分散分析，Tukey の多重比較法を行う．

⑦倫理的配慮：

・個人情報を厳重に管理し，研究目的以外には一切使用いたしません．

・個人情報の取り扱い方法として，得られた結果は，漏洩・盗難・紛失などが起こらないように厳重に管理します．

・結果の解析は，研究代表者の勤務先であるリハビリテーション室で行い，特定のパソコンのみ使用いたします．このとき，パソコンの立ち上げ時や，ファイルを開く際には暗号化を図り，安全性の高いパスワードを設定して行います（文字，句読点，記号および数字を含めた 8 文字以上とします）．また，パソコン間でのデータのやりとりを行う場合は，暗号化ファイルや暗号化付きの USB を使用するなど，データの管理を厳重に行います．

・本研究への参加は自由です．本研究に参加すること，または参加しないことによる不利益は一切ありません．また，研究への参加は同意した後であってもいつで

も撤回することができます.

Step 4	実施（データ収集）
Step 5	解析
Step 6	成果発表（学会発表，論文）

　Step3 までの経過を経て，倫理審査の承認が得られてようやく，シングルケースデザインが導入できる．なお研究計画書はあくまで計画のため，イレギュラーな事態が発生したときは当然変更して構わない．例えば，A 期のデータを収集中にデータが安定しなければ（「ベースライン期」の項参照☞006 頁），対象者の同意のもと A 期の期間を延長することができる．また，B 期の期間においても新たにプラスの反応がみられた場合には延長して経過をみることができる．どちらの場合にしろ，クライエントの不利益が最大限に起こらないように配慮したうえで，期間の延長や中止の判断をする必要がある．このように柔軟な対応ができることもシングルケースデザインの特徴の 1 つといえる．

　そして，データが得られ次第，第 2 章（☞018 頁）を参考に効果判定を行う．効果判定の際は，目視法を用いるのか，統計的手法を用いるのか，または両者を併用して判断するのか決めておく必要がある．また，統計的手法を用いる場合は，使用する指標によって，パラメトリック検定を用いるのか，ノンパラメトリック検定を用いるのか，効果量を用いるのかを決めておく必要がある．

　データの解析がまとまり次第，抄録や発表スライドに落とし込み，学会発表や論文投稿に進めていただきたい．

2　おわりに

　以上，最終章では初学者がシングルケースデザインを導入するうえでの一連の流れを示してきた．ここまで読み進めてくると，読者はシングルケースデザインを導入できそうだとは思わないだろうか？　本書を機に読者のシングルケースデザインの「難しそう」や「とっつきにくい」などといった負のイメージが払拭され，「よーし，チャレンジしてみよう」と少しでも気持ちを奮い立たせることができれば本望である．

　なお，最終章のシングルケースデザインの導入の流れはあくまでも著者の実践例であるため，初学者がシングルケースデザインを導入するうえでの参考程度に留めていただきたい．また，著者の実践例以外にも，多くのシングルケースデザインの具体例を読み進めていくとよりイメージが深まると思われる（「作業療法分野におけるシングルケースデザインを用いた報告」の項参照☞012頁）．しかし，先述したようにシングルケースデザインを導入するには良質な事例報告を蓄積することから始める必要がある．そのため，まずは一人一人の作業療法士が日々の臨床で出会うクライエントに対して5つの問いを設定し，どのアプローチ方法の効果があったのかを意識的に整理していく必要があるだろう．

文献　1)　丁子雄希，他：非利き手での箸操作獲得に至った一事例：クライエント中心の実践と遂行の質に着目したかかわり．作業療法ジャーナル 49: 1146-1151, 2015.

2)　中田眞由美：箸を持つ手のかたちと操作のいろいろ．鎌倉矩子，他（編著）：手を診る力をきたえる．138-149．三輪書店，2013.

3)　山﨑裕司，他：身体的ガイドとフェイディング法を用いた左手箸操作の練習方法．総合リハビリテーション 33: 859-864, 2005.

4)　松田雅弘，他：非利き手による箸操作の運動時，イメージ時，模倣時の脳内機構の比較―機能的 MRI の検討―．理学療法科学 26: 117-122, 2011.

5)　平川裕一，他：非利き手での箸操作中における近位箸のずれを抑制することが操作時間，操作印象に及ぼす影響．日本作業療法研究学会雑誌 17: 23-28, 2014.

6)　丁子雄希，他：症例報告 類似 AV 型の箸操作パターンの訓練について〜 Single subject design ABAB 法を用いて〜．作業療法ジャーナル 51: 435-439, 2017.

統計ソフトの紹介

　著者が新人の頃は，統計ソフトは高額なため病院の医局にしかなかった．現在では様々な良質かつ無料（低額）の統計ソフトが公開・販売されており，リハビリテーション科や個人でも持つことが多くなったと思われる．以下，著者がお薦めする統計ソフトを紹介する．

R

　無料統計ソフトRは世界的にも有名なソフトであるが，解析の際にはR言語を用いなければならず初学者には敷居が高い．しかし，本書でも紹介したように，シングルケースデザインの統計的解析手法の多くはRを使用しなければ算出しにくい．R統計に関する解説書は数多く存在し，インターネット上でも様々な情報が得られるので参照されたい．なお本書では，医療従事者を対象とした笹渕らの著書をお薦めしたい．

『笹渕裕介，他：超入門！すべての医療従事者のためのRStudioではじめる医療統計 サンプルデータでらくらくマスター』金芳堂，3,200円（＋税）.

JSTAT

　山本らが監修のJSTATは，書籍「すぐできるリハビリテーション統計　改定第2版」に統計ソフトが付随している．同書のはじめに統計的手法の選択のフローチャートが載っており，統計の初学者にとっては大変わかりやすい構成になっている．統計学をはじめて学ぶ学生にも薦めており，簡易統計であればこの一冊で申し分ない．

『山本澄子，他：すぐできるリハビリテーション統計 改定第2版』南江堂，3,400円（＋税）.

HAD

　清水が開発した HAD は，無料の統計ソフトである．以下のサイトからダウンロードでき，使用方法も記載されている．JSTAT でもできないような高度な解析手法も導入されているため，ぜひ使用をお薦めしたい．

http://norimune.net/had

『小宮あすか，他：Excel で今すぐはじめる心理統計 簡単ツール HAD で基本を身につける』講談社，2,800 円（＋税）．

Rの基本的な使い方

　著者は，R を利用する際には Rstudio を使用することをお勧めしている．Rstudio とは R の作業を効率化するための拡張ソフトウェアである．以下，Windows 環境における R と Rstudio の使い方を説明する．

Note　なお，以下の手順で掲載した画像は，2020 年 7 月時点でのものであり，変更されている可能性があることをご了承いただきたい．

RとRstudioのインストールの仕方

①ブラウザのアドレスバーに以下の URL を入力する

https://www.r-project.org/

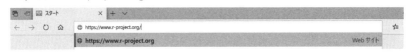

②R-project のホームページが表示される．左側のメニューから「CRAN」をクリックする．

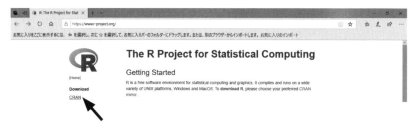

③「Japan」の「https://cran.ism.ac.jp/」をクリックする．

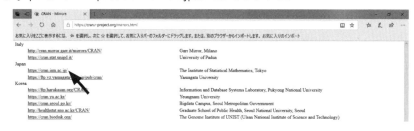

④「Download R for Windows」もしくは「Download R for（Mac）OS X」をクリックする（本書では Windows を選択）．

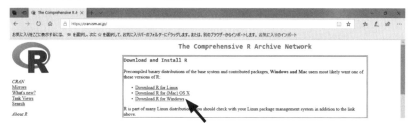

⑤「install R for the first time」をクリックする．

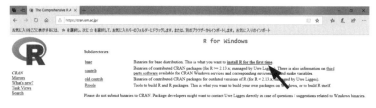

⑥「Download R ●.●.● for Windows」をクリックする.

Note 2020年7月の時点では4.0.2が最新のバージョンであり,「Download R 4.0.2 fow Windows」と表示される.最新バージョンをダウンロードすればよい.

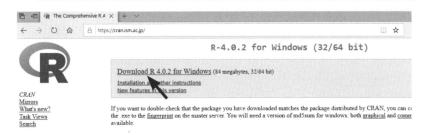

⑦画面の表示に従いインストーラをダウンロードし,実行すればRのインストールが完了となる.デスクトップにショートカットを配置しておくと作業が進めやすい.

⑧ブラウザのアドレスバーに以下のURLを入力する.

https://www.rstudio.com /

⑨ Rstudioのホームページが表示される.ページの上部の「DOWNLOAD」をクリックする.

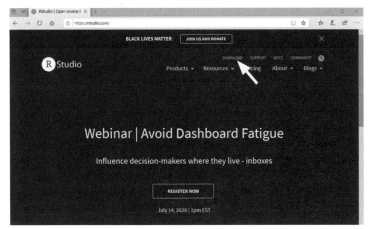

⑩「RStudio Desktop」の「DOWNLOAD」をクリックする.

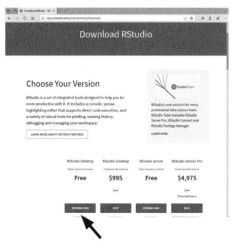

⑪自分の PC の OS にあわせてインストーラをクリックしてダウンロードする.

Note　2020 年 7 月時点では，Windows であれば「RStudio-1.3.959.exe」，Mac であれば「RStudio-1.3.959.dmg」が最新バージョンである.

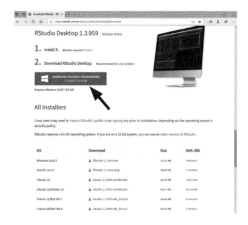

⑫画面の表示に従いインストーラをダウンロードし，実行すれば Rstudio のインストールが完了となる. デスクトップにショートカットを配置しておくと作業が進めやすい.

Rを使用する前の事前準備

① Windowsのデスクトップ画面上でマウスを右クリックし、「新規作成」→「フォルダー」をクリックする．フォルダー名は「Rstudio」にする．

Note ここでは「Rstudio」としたが任意の名前でもよい．ただしフォルダー名には，日本語・半角スペース・特殊文字を使用しないことに注意する．

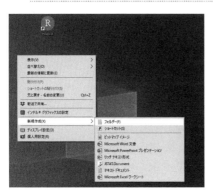

②デスクトップ上に「Rstudio」のフォルダーが作成されれば，Rstudioのアイコンをダブルクリックする．

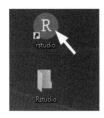

③ Rstudioが起動したら，画面左上の「File」→「New Project」をクリックする．

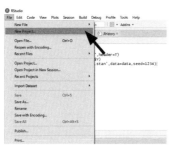

④「Existing Directory」をクリックする.

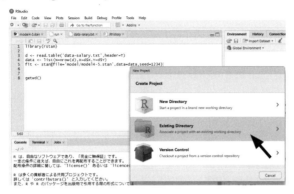

⑤「Browse」をクリックし,先ほど作成した「Rstudio」のフォルダーをクリックする.

Note フォルダー名を別の名前にした場合は,その名前のフォルダーをクリックする.

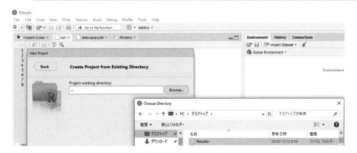

⑥「Create Project」をクリックする.

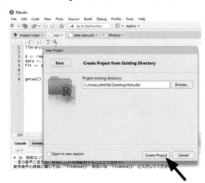

⑦ File画面をみると，「Rstudio」フォルダーに「Rstudio.Rproj」が作成されたこと
がわかる．

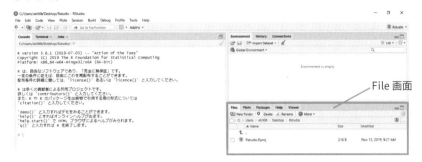

Rの使用方法

① Rを使用する際は，デスクトップ画面上の「Rstudio」フォルダーに収納されてい
る「Rstudio.Rproj」をダブルクリックする．

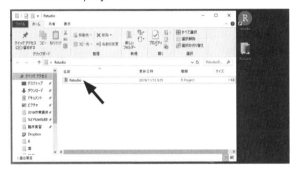

② Rstudioが立ち上がると，「Console画面」，「Environment-History画面」，「File
画面」が表示される．

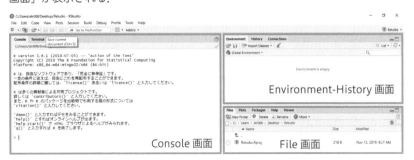

付録

③次に，「File」→「New File」→「R Script」をクリックすると，「Source 画面」
が表示される．

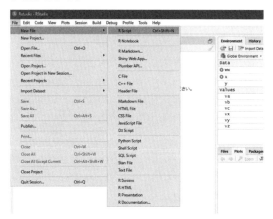

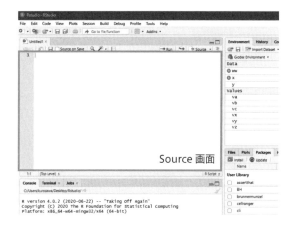

Source 画面

④統計解析は「Console 画面」で必要なコードを入力し，キーボード上の「Enter」
ボタンをクリックすると実行できる．しかし，通常は「Console 画面」に直接入力
せず，事前に「Source 画面」にコードを入力することが多い．これは，「Console
画面」での入力ミスを回避するためである．そのため，本書で提示されているコー
ドをまずは「Source 画面」に入力することをお勧めする．なお，「Source 画面」
で入力したコードは，キーボード上の「Alt」＋「Enter」ボタンで「Console 画
面」に反映することができる（Mac では「Command」＋「Enter」）．R の詳細な
使用方法については成書を参照されたい．

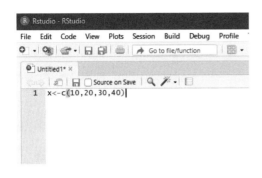

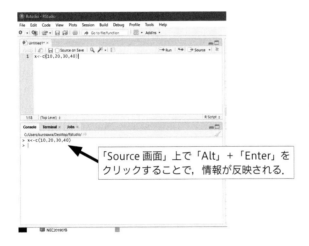

「Source 画面」上で「Alt」+「Enter」を
クリックすることで，情報が反映される．

あとがき

ベテラン

「今年も学会に発表する人がいなくて，誰かいない？　新人に発表させてよ」
「病院では中堅クラスのセラピストがいなくて十分な新人教育ができないよ」
「最近，質が低下した新人が増えててね．とても発表どころじゃないよ」
「経営陣からは，単位の取得だけを求められてるからね……」
「事例発表ならできるけど，研究になるとちょっとね……」

新人

「365 日リハで忙しいのに……休日にまで学会抄録をつくりたくないよ」
「大勢の前で発表するのは苦手だな」
「以前施設の中で発表したときに，先輩に怒られて嫌だったな．もう発表したくないな……」

皆さんはこんな声を聞いたことがないだろうか？

　上記はあくまで一例だが，このようなさまざまな要因が絡み合って，臨床家が作業療法のエビデンスの構築に貢献しづらい環境になっているのではないだろうか．

　著者が某学会を運営したときには，論理構成が首尾一貫しておらず主観のみでまとめた報告や施設紹介に留まった報告が散見され，学会レベルにまったく達していない発表を数多くみた．

　私たちは「作業療法」の専門家であるため，作業の効能を熟知している．そのため，クライエントに作業の効能を提供するだけでなく，「自身」にも働きかけられる強みをもっている．

「日々淡々と作業療法を提供していないだろうか？」
「問題は会議室で起きてるんじゃない！　現場で起きてるんだ！」

（踊る大捜査線風）

「遅すぎることはありません．さあ，今こそ臨床家と研究者が一丸となって作業療法をさらに発展させようじゃありませんか」
「よーし，シングルケースデザインを始めてみよう」

　本書が臨床家の皆さんの気持ちを奮い立たせ，シングルケースデザインの導入の足掛かりになれば幸いである．

丁子 雄希

索引

あ行

後ろ向きの調査デザイン ……………… 002
演習
　球面性 ……………………………… 058
　最小自乗法による回帰直線のあてはめ
　………………………………………… 024
　自己相関 …………………………… 036
　正規分布 …………………………… 041
　多重比較 …………………………… 055
　等分散性 …………………………… 056
　二項分布 …………………………… 028
　標準偏差帯法 ……………………… 031
　分散分析 …………………………… 051
　Brunner-Munzel 検定 …………… 064
　Friedman 検定 …………………… 076
　Kruskal-Wallis 検定 ……………… 077
　Ljung-Box 検定 …………………… 040
　Mann-Whitney 検定 ……………… 063
　PEM ………………………………… 088
　Permutation 検定 ………………… 074
　PND ………………………………… 082
　PZD ………………………………… 087
　Randomization 検定 ……………… 068
　SMD ………………………………… 084
　t 検定 ……………………………… 048
オートフィル機能 …………………… 042

か行

外的妥当性 …………………………… 009
介入 …………………………………… 013
間隔尺度 ……………………………… 034
頑健性 ………………………………… 044
球面性
　演習 ………………………………… 058
　R …………………………………… 058
　――の前提 ………………………… 050
繰り返しありの分散分析 …………… 050
　R …………………………………… 051
繰り返しなしの分散分析 …………… 050
　R …………………………………… 054
傾向性 ………………………………… 018
系列依存性 …………………………… 036

研究計画書 …………………………… 095
効果判定 ……………………………… 018
　判定方法の選択の流れ …………… 020
効果量 ………………………………… 079
効果量の基準 ………………………… 089
勾配 …………………………………… 021
交絡要因 ……………………………… 002
コレログラム ………………………… 039

さ行

最小自乗法による回帰直線のあてはめ　023
　演習 ………………………………… 024
　Excel ……………………………… 024
自己相関 ……………………… 018, 036
　演習 ………………………………… 036
　手計算 ……………………………… 036
　Excel ……………………………… 038
　R …………………………………… 038
質的データ …………………………… 034
尺度 …………………………………… 034
順序尺度 ……………………………… 034
少標本実験デザイン ………………… 002
事例報告 ……………………………… 002
シングルケースデザイン …………… 002
　作業療法分野における報告 … 014, 015
　全体の流れ ………………………… 092
侵襲 …………………………………… 013
水準 …………………………………… 021
正規性 ………………………………… 041
正規分布 ……………………………… 041
　演習 ………………………………… 041
　Excel ……………………………… 041
　R …………………………………… 044
説明文書 ……………………………… 095
尖度 …………………………………… 043
操作交代デザイン …………………… 004

た行

第一種の過誤 ………………………… 047
対応のある t 検定 …………………… 047
対応のない t 検定 …………………… 047
多重性の問題 ………………………… 047

多重比較 …………………………… 050
　演習 ……………………………… 055
単一被験体デザイン ……………… 002
中央値 ……………………………… 023
中央分割法 ………………………… 006
中心極限定理 ……………………… 044
データフレーム …………………… 052
手計算
　自己相関 ………………………… 036
　二項分布 ………………………… 029
　PND …………………………… 082
　PZD …………………………… 087
　Randomization 検定（介入ポイントのラン
　ダム振り分けの方法）………… 072
等分散性 …………………………… 047
　演習 ……………………………… 056

な行

内的妥当性 ………………………… 009
並べ替え検定 ……………… 062, 066
並べ替え Brunner-Munzel 検定
　R ………………………………… 065
二項分布 …………………………… 027
　演習 ……………………………… 028
　手計算 …………………………… 029
　Excel …………………………… 028
　R ………………………………… 029
ノンパラメトリック検定 ……… 034, 062

は行

外れ値 ……………………………… 086
パラメトリック検定 …… 034, 036, 047
引数 ………………………………… 029
標準偏差帯法 ……………………… 031
　演習 ……………………………… 031
　Excel …………………………… 031
比率尺度 …………………………… 034
比率に基づく効果量 ……………… 081
分散分析 …………………………… 050
　演習 ……………………………… 051
　繰り返しありの—— …………… 050
　繰り返しなしの—— …………… 050

平均値 ……………………………… 023
平均値差に基づく効果量 ………… 081
ベースライン期 …………………… 006
ベクトル …………………………… 038
変動性 ……………………………… 018

ま行

前向きの検証デザイン …………… 002
マルチベースラインデザイン …… 004
名義尺度 …………………………… 034
メタ認知 …………………………… 093
目視法 ……………………………… 021
持ち越し効果 ……………………… 004

ら行

リスト ……………………………… 057
リボン ……………………………… 042
量的データ ………………………… 034
倫理審査 …………………………… 013
累積分布関数［Excel］…………… 028

わ行

歪度 ………………………………… 043

A

A 期 ………………………………… 006
AB デザイン ……………………… 005
ABA デザイン …………………… 005
ABAB デザイン ………………… 005
ABCB デザイン ………………… 005
abline 関数［R］………………… 044
acf 関数［R］…………………… 038, 039
anovakun 関数［R］……………… 060
ANOVA 君 ………………………… 058
aov 関数［R］…………………… 053, 054
as.integer 関数［R］…………… 070, 084
autocorrelation ………………… 018
AVERAGE 関数［Excel］……… 031, 084

B

B 期 ………………………………… 006
BAB デザイン …………………… 005

索引

Bartlett(バートレット)検定 ················ 050
 R ·· 056
bartlett.test 関数［R］ ······················ 057
BINOM.DIST 関数［Excel］ ················ 028
Bonferroni(ボンフェローニ) ············ 050
 R ·· 055
Box.test 関数［R］ ··························· 040
Brunner-Munzel(ブルンナームンツェル)検
 定 ·· 062
 演習 ·· 064
 R ·· 064
brunnermunzel パッケージ［R］ ····· 064, 065
brunnermunzel.permutation.test 関数［R］ 065
brunnermunzel.test 関数［R］ ············· 064

C

c 関数［R］ ····················· 038, 044, 045,
048, 052, 055, 057, 058, 063-065, 074, 076, 078

D

data.frame 関数［R］ ············ 052, 054, 070, 084

E

ES 関数［R］ ························ 084, 085, 089
exactRankTests パッケージ［R］ ············· 074
Excel
 最小自乗法による回帰直線のあてはめ
 ··· 024
 自己相関 ··································· 038
 正規分布 ··································· 041
 二項分布 ··································· 028
 標準偏差帯法 ······························ 031
 PEM ······································ 088
 SMD ······································ 084

F

F 検定 ·· 047
factor 関数［R］ ················· 052, 055, 070, 084
friedman.test 関数［R］ ····················· 076
Friedman(フリードマン)検定 ········· 062, 075
 演習 ·· 076
 R ·· 076

G

graph1 関数［R］ ····························· 070

H

hist 関数［R］ ································· 044
Holm(ホルム)検定 ··························· 050
 R ·· 056

K

kruskal.test 関数［R］ ······················ 078
Kruskal-Wallis(クラスカル・ウォリス)検定
 ··· 075
 演習 ·· 077
 R ·· 077
KURT 関数［Excel］ ························· 043

L

lawstat パッケージ［R］ ······················ 057
Level ··· 021
Levene(ルビーン)検定 ······················ 050
 R ·· 057
levene.test 関数［R］ ······················· 058
line 関数［R］ ································· 044
list 関数［R］ ····························· 057, 078
Ljung-Box(リュングボックス)検定 ········ 040
 演習 ·· 040
 R ·· 040

M

Mann-Whitney(マン・ホイットニー)検定
 ··· 062
 演習 ·· 063
 R ·· 063
matrix 関数［R］ ···························· 076
MEDIAN 関数［Excel］ ················ 043, 088
MODE 関数［Excel］ ························ 043

N

N＝1 実験デザイン ··························· 002
N-of-1 試験 ··································· 010
NORM.DIST 関数［Excel］ ················· 042

O

options 関数［R］ ································· 049

P

pairwise.t.test 関数［R］ ················ 055
pbinom 関数［R］ ··························· 029
PEM（Percentage of Exceeding Median） ····· 086
　演習 ······································ 088
　Excel ···································· 088
　R ·· 088
perm.test 関数［R］ ······················· 074
Permutation 検定 ··················· 062, 066
　演習 ······································ 074
　R ·· 074
PND（Percentage of Nonoverlapping Data） 081
　演習 ······································ 082
　手計算 ··································· 082
　R ·· 083
PND と類似する効果量 ················· 086
pvalue.systematic 関数［R］ ············· 070
PZD（Percentage of Zero Data） ········ 086
　演習 ······································ 087
　手計算 ··································· 087

R

R
　インストールの仕方 ················· 101
　球面性の検定 ························· 058
　繰り返しありの分散分析 ··········· 051
　繰り返しなしの分散分析 ··········· 054
　自己相関 ······························ 038
　使用方法 ······························ 107
　正規分布 ······························ 044
　並べ替え Brunner-Munzel 検定 ···· 065
　二項分布 ······························ 029
　Bartlett 検定 ························· 056
　Bonferroni 検定 ······················ 055
　Brunner-Munzel 検定 ················· 064
　Friedman 検定 ························· 076
　Holm 検定 ····························· 056
　Kruskal-Wallis 検定 ·················· 077
　Levene 検定 ··························· 057
　Ljung-Box 検定 ······················· 040
　Mann-Whitney 検定 ·················· 063
　PEM ···································· 088
　Permutation 検定 ····················· 074
　PND ···································· 083
　Randomization 検定（測定時期への処理の
　　ランダム振り分けの方法） ········· 068
　Shapiro-Wilk 検定 ···················· 045
　SMD ···································· 085
　t 検定（Welch 検定） ················· 048
Randomization 検定 ··············· 062, 066
　演習 ······································ 068
　手計算（介入ポイントのランダム振り分
　　けの方法） ··························· 072
　R（測定時期への処理のランダム振り分
　　けの方法） ··························· 068
read_excel 関数［R］ ······· 060, 069, 083, 089
readxl パッケージ［R］ ········· 060, 069, 083
rep 関数［R］ ···························· 052
Rstudio のインストールの仕方 ········· 101

S

scipen ···································· 049
SCMA パッケージ［R］ ············· 083, 089
SCRT パッケージ［R］ ·················· 069
Shapiro-Wilk 検定 ······················ 045
　R ·· 045
shapiro.test 関数［R］ ·················· 045
Single Case Design ······················ 002
Single Subject Design ··················· 002
SKEW 関数［Excel］ ···················· 043
Slope ···································· 021
Small N ·································· 002
SMD（Standardized Mean Difference） ······· 081
　演習 ······································ 084
　Excel ···································· 084
　R ·· 085
source 関数［R］ ························· 060
STDEV.S 関数［Excel］ ·············· 032, 084
str 関数［R］ ················· 069, 070, 083, 084
summary 関数［R］ ······················ 053
SUMPRODUCT 関数［Excel］ ··········· 038

索引

SUMSQ 関数 [Excel] ································ 038

T

t 検定 ·· 046
　演習 ·· 048
　対応のある── ································ 047
　対応のない── ································ 047
　Welch の── ···································· 047
　R ·· 048
Trend ·· 018
t.test 関数 [R] ···································· 049

V

Variability ·· 018

W

Welch の t 検定 ··································· 047
　R ·· 048
wilcox.test 関数 [R] ···························· 063

Excelの関数

累積分布関数 ····································· 028
AVERAGE 関数 ···························· 031, 084
BINOM.DIST 関数 ······························ 028
KURT 関数 ··· 043
MEDIAN 関数 ································ 043, 088
MODE 関数 ··· 043
NORM.DIST 関数 ································· 042
SKEW 関数 ··· 043
STDEV.S 関数 ······························ 032, 084
SUMPRODUCT 関数 ··························· 038
SUMSQ 関数 ······································ 038

Rの関数

abline 関数 ··· 044
acf 関数 ······································· 038, 039
anovakun 関数 ···································· 060
aov 関数 ······································· 053, 054
as.integer 関数 ······························ 070, 084
bartlett.test 関数 ································· 057
Box.test 関数 ····································· 040
brunnermunzel.permutation.test 関数 ······· 065

brunnermunzel.test 関数 ····················· 064
c 関数 ································ 038, 044, 045,
　048, 052, 055, 057, 058, 063-065, 074, 076, 078
data.frame 関数 ··················· 052, 054, 070, 084
ES 関数 ································ 084, 085, 089
factor 関数 ······················· 052, 055, 070, 084
friedman.test 関数 ······························ 076
graph1 関数 ·· 070
hist 関数 ··· 044
kruskal.test 関数 ································· 078
levene.test 関数 ·································· 058
line 関数 ··· 044
list 関数 ······································· 057, 078
matrix 関数 ·· 076
options 関数 ······································ 049
pairwise.t.test 関数 ····························· 055
pdbinom 関数 ····································· 029
perm.test 関数 ···································· 074
pvalue.systematic 関数 ························· 070
read_excel 関数 ················ 060, 069, 083, 089
rep 関数 ·· 052
shapiro.test 関数 ································· 045
source 関数 ·· 060
str 関数 ······················· 069, 070, 083, 084
summary 関数 ····································· 053
t.test 関数 ··· 049
wilcox.test 関数 ·································· 063

Rのパッケージ

brunnermunzel パッケージ ················ 064, 065
exactRankTests パッケージ ···················· 074
lawstat パッケージ ······························ 057
readxl パッケージ ··················· 060, 069, 083
SCMA パッケージ ··························· 083, 089
SCRT パッケージ ································· 069

著者略歴

丁子 雄希 (ちょうじ ゆうき)

作業療法士 (学校法人青池学園富山リハビリテーション医療福祉大学校,専任教員,作業療法士).

石川県出身.新潟医療福祉大学作業療法学科卒業後,12 年間の臨床経験 (特定医療法人社団勝木会やわたメディカルセンター,社会福祉法人恩賜財団済生会金沢病院),金沢大学大学院博士前期課程 (保健学) を経て,2017 年より現職.また,2018 年から東京都立大学大学院 (旧:首都大学東京大学院) 博士後期課程 (作業療法学) に進学し,2019 年から学校法人北都健勝学園新潟リハビリテーション大学の特任講師に任命.2020 年から一般社団法人富山県作業療法士会の理事に任命.

作業療法士のための

超実践！シングルケースデザイン
導入から統計手法まで
すぐに使えるExcel・Rのサンプルデータ付き

2020 年 10 月 10 日　第 1 版第 1 刷　Ⓒ

著	丁子雄希　CHOJI, Yuki
発行者	宇山閑文
発行所	株式会社金芳堂
	〒 606-8425 京都市左京区鹿ケ谷西寺ノ前町 34 番地
	振替　01030-1-15605
	電話　075-751-1111（代）
	https://www.kinpodo-pub.co.jp/
組版	株式会社データボックス
印刷・製本	モリモト印刷株式会社

落丁・乱丁本は直接小社へお送りください. お取替え致します.

Printed in Japan
ISBN978-4-7653-1842-6